零起点看图学操作系列丛书

零起点看图学足部按摩

主编 赵 岩

编 者（按姓氏笔画排序）

王 兰　王佛有　刘一美　刘永宁
毕晓艳　张 丽　张 彤　单 光
姜艳梅　袁 野　薛 宇

中国协和医科大学出版社

图书在版编目（CIP）数据

零起点看图学足部按摩／赵岩主编．—北京：中国协和医科大学出版社，2017.9

ISBN 978-7-5679-0600-6

Ⅰ. ①零… Ⅱ. ①赵… Ⅲ. ①足-按摩疗法（中医）-图解 Ⅳ. ①R244.1-64

中国版本图书馆 CIP 数据核字（2017）第 063476 号

零起点看图学操作系列丛书

零起点看图学足部按摩

主　　编：赵　岩
策划编辑：吴桂梅
责任编辑：王朝霞

出版发行：**中国协和医科大学出版社**
　　　　　（北京东单三条九号　邮编 100730　电话 65260431）
网　　址：www. pumcp. com
经　　销：新华书店总店北京发行所
印　　刷：北京玺诚印务有限公司

开　　本：710×1000　　1/16 开
印　　张：12.5
字　　数：165 千字
版　　次：2017 年 9 月第 1 版
印　　次：2017 年 9 月第 1 次印刷
定　　价：27.00 元

ISBN 978-7-5679-0600-6

前　言

　　人们常把足称为"人之根本"。《黄帝内经》中说："根者，本者，部位在下，皆经气生发之地，为经气之所出。"西医也把足称为人体的"第二心脏"，可见足对人体治疗和保健的重要作用。足部按摩方法简单，安全可靠，无任何副作用，是我国传统疗法的精华。不仅可以治病防病、强身健体，而且不需要多少费用就可以祛除一些疾病，被广大的普通老百姓所推崇。但是，具体如何操作才能达到防治疾病及养生保健的作用？为解决这些困惑，我们编写了这本《零起点看图学足部按摩》。我们将足部按摩以"用图说话"的方式，通过大量的图片配以文字说明逐步介绍操作方法，从实用的角度出发，内容通俗易懂，科学实用，方法简便易行，操作性非常强，读者只要按照书中的方法和操作步骤，就能进行实践，做到"从零开始，看图轻松学，一看就会，会了就能用"。

　　本书首先从认识足部按摩开始介绍，让读者对足部按摩有基本的了解和认识。在简述足部按摩基本知识的基础上，重点讲述足部按摩的常用穴位、按摩手法以及内科、外科、妇科、男科、儿科、皮肤科、五官科等各种常见疾病的按摩方法。此外，书的最后还专门加入了足部美容保健的按摩方法。书中内容简单易学，即使是初学者也能轻松掌握。

　　本书可供基层医务人员阅读参考，同时也是一本面向广大普通群众的医疗保健读物，适合于所有按摩爱好者。

　　由于编者的学识和经验所限，虽尽心尽力，但仍难免存在疏漏或未尽之处，恳请广大读者批评指正。

编者

2017 年 1 月

目　　录

第一章　认识足部按摩

第一节　足部的基本结构及其与全身的关系

一、足部的基本结构

1. 足部外形各部位名称

根据足部反射区按摩疗法和足部诊断要求，我们必须明确足部各部位的名称及位置。

足部解剖位置：足趾在前，足跟在后，大蹬趾在内侧，足背部在上，足底部在下，足和小腿远端构成踝关节，每个足趾均有内、外、背、跖四个面及趾端和趾根；趾背面有趾甲，足部由前向后分掌跖前部、足心、足跟等（图1-1）。

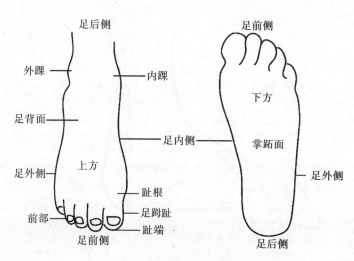

图 1-1　足部各部位名称

2. 足部骨骼与关节

足部共计 26 块骨，分为跗骨、跖骨和趾骨三组（不计籽骨），足部关节有 33 个之多。

（1）足部骨骼（图 1-2）

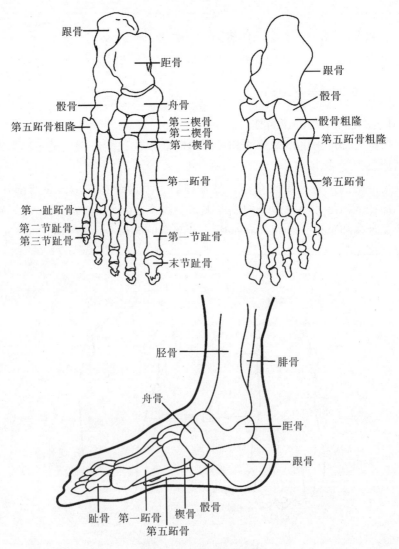

图 1-2　足部骨骼

1）跗骨：左右足共 7 块，包括跟骨、距骨、舟骨、骰骨、第 1~3 楔骨。

2）跖骨：跖骨共 5 块（第 1~5 跖骨），构成掌跖前半部分。每块骨分头、体、底 3 部分。

3）趾骨：足部趾骨共 14 块，姆趾 2 块，其他各趾各 3 块。

（2）足部关节

1）踝关节：由胫腓骨下端与距骨滑车构成。

2）跗跖关节：跗骨与趾骨间形成的关节。

3）跖趾关节：第一跖骨与第一趾骨节趾骨的近端组成第一跖趾关节。

4）其他关节：第二趾的第一、二趾骨间形成第一趾间关节，第二、三趾骨间称第二趾骨间关节，或是远侧趾间关节，其他类推。

二、足部与全身的密切关系

人体之所以可以维持正常的生理活动，疾病之所以发生，均与经络的循行、经气的盛衰密切关联，而足部是经络循行最关键的区域之一。人体有 9 条经脉由足部起始或终结，足部是 9 条经气血出入的门户，又是人体中腧穴分布最为密集的区域之一，人体的每只足上分布着大约 38 个腧穴。

足部的腧穴几乎全部具有特殊的生理功能，或经气出入的五腧穴，或与内脏以及奇经八脉有着密切联系的原穴、郄穴。

原穴更是脏腑、经络中元气驻流的部位，其中太白、太溪两穴驻流着后天水谷之气与先天肾原之气。众所周知，脾、肾之气与人体正常生理功能的维系，与人的寿夭与衰老均有着密切的关系。因此，选用上述穴位与其他的腧穴相配合进行足疗，可有效地提高人体的正气水平，增强机体的抗邪能力，进而对全身各系统疾病达到有效的治疗作用，对人体可起到防老抗衰的作用。

第二节　足部按摩的基本知识及功效

一、足部按摩的基本知识

1. 局部治疗

人体的特定区域对系统或器官存在着相应反射区。在该部位进行针刺或按摩，有特殊感觉：酸、麻、胀、痛。对相应系统、器官疾患的治疗，即为局部区域治疗。例如，在人体的足部，就可以找到能对应人体全身各器官或系统的穴位，所以做好足部按摩，可缓解人体病变器官或系统的疼痛，甚至通过按摩治疗达到痊愈的理想效果。

2. 反应、反射、反射区

（1）反应：在人体表面和身体内部分布有感觉灵敏的感受器，其受到机体神经系统的控制和调节。如果外部或身体内部环境发生变化，神经系统及体液调节将影响到感受器官的活动，并形成神经冲动。通过中枢神经系统的转换和调整，传到所支配的器官、腺体或肌肉，引起了生理意义的反应。

（2）反射：反射是人体对外界刺激的一种生理反应。反射靠神经冲动形成、传导，并引起器官、腺体或肌肉收缩等一系列反应。反射区是身体各器官及其功能相对应的部位，它聚集感觉灵敏的感受器，通过对反射区的适当刺激，可以使相应器官、组织的功能发生良性变化。

（3）反射区：当某人的某个脏腑器官有了毛病，如肝脏有了病变，刺激其足部的肝脏反射区，患者就会有异常的刺痛感。反过来说，当其肝脏反射区无论怎样按压，也没有异常的刺痛感，则说明这人的肝脏功能基本无异常。

可见，了解穴位反射区，对疾病的诊治具有重要的意义。

二、足部按摩的功效

足部是人体健康的"晴雨表"，也是最为理想的按摩区，因为它与躯干本体最相像，其面积大小非常适于搓揉，因此足部很自然地成为按摩的常用施术部位。足部按摩不需要任何药物、器械，只要运用相应的按摩手法刺激这些穴位和反射区就可以达到防病、治病之功效。

1. 调理脏器

按摩时通过各种刺激，使能量传递到有关脏器，对出现异常的脏器进行调整，这是足部按摩疗法的重要依据。

2. 预防疾病

足部疗法可以促进血液顺畅、气血循环，以恢复体内各个生理系统的功能，使内分泌、消化、吸收、循环、排泄等系统正常工作，进而提高人体的抗病能力。

3. 止痛、安神

中医认为，如果人的气血运行发生阻塞，就会引起各种疼痛。足部按摩可以调气血、通经络，调动体内的抗痛功能，进而达到止痛的作用；同时，足部按摩又能够修复已经紊乱的生理系统，使生理功能按照"既定计划"运作，使全身气血通调，起到止痛、安神的功效。

4. 改变体质

在膝关节以下部位，分布着丰富的血管、神经、淋巴管及经络网。对其进行整体按摩，不但能够使足部功能增强，还能够使整个机体得以调整，保持旺盛的新陈代谢，从而全面消除病痛，达到增强体质、改变体质的目的。

5. 养颜美容

足部按摩可以使血液循环加快，血流量、肺通气量和耗氧量增加。还可以促进器官组织的代谢，排除体内的有毒物质，使面色红润而有光泽，达到养颜美容的目的。

随着人们现代生活节奏的加快，工作压力的不断增加，很容易引起诸多不适，如失眠、便秘、头痛、脱发、疲劳等，在药物副作用增多和药源性疾病缤纷而至时，我们不妨尝试一下足部按摩这种"绿色疗法"，也许能够为自己及家人的健康带来意想不到的效果。

第三节　足部按摩的施术要领

一、掌握按摩的要领

足部按摩需要掌握技巧，只有通过正确的手法进行按摩，才能起到消除不适或常见疾病的效果；反之，如果足疗的方法不规范，例如按摩的力度过大、速度过快等，会导致患者病情加重。因此，在进行足疗保健时，要严格遵照"实者泻之，虚者补之"的按摩原则，对体质较好的患者应当采用力度较强的刺激手法；对体弱多病的患者则需采用力度较弱的刺激手法。

足部按摩过程要始终做到由轻至重、先柔后刚、刚柔相济、透达深层，在为患者解除病痛的情况下尽量使患者感到舒适。

按摩者除了要掌握基本的动作要领外，经常练习也是必不可少的一个环节。

二、掌握按摩的顺序

足部按摩应按科学合理的顺序进行，具体说，全足按摩，应先从左足开始，按摩5遍肾、输尿管、膀胱、尿道四个反射区，再按足底、足内侧、足外侧、足背。

三、掌握按摩的时间

按摩时间以被按摩者感到舒适轻快为度。施治时间一般不宜过长，以30~45分钟为宜。当然，这只是参考数值，足部按摩一定要根据个人的体质、病史长短、病情轻重、实际需要来决定按摩时间。身体越是虚弱的人，按摩时间越需斟酌。特别是严重心、肝、肾疾病患者，按摩时间应当缩短为10~15分钟。

四、掌握按摩的频率

按摩的频率高指的是按摩的手法很快，来回摆动的幅度小，作用的面积也小，对于患有急症、实症的人，有活血、化瘀、止痛的功效，这种手法可使神经系统由兴奋状态转为抑制状态，属于"泻法"范畴；按摩的频率低指的是按摩的手法很慢，作用面积广，适用于一些慢性病和虚证，有补充机体元气的功能，可促使神经由抑制状态变为兴奋状态，我们称之为"补法"。

值得一提的是，太快的手法不容易使力量深入反射区和穴位，如果运用得不好还会使被按摩者产生一系列不适症状。因此，在操作不熟练的情况下，应当尽量避免使用快手法。

五、掌握按摩的力度

按摩的力度与疗效有着密切的关系，力度太小就达不到刺激量，不能引起适当的反应；力度过大则会造成神经紧张或麻木、肌肉损伤，使得按摩所产生的神经传输讯号无法正确地传递给机体，从而导致机体功能紊乱，无法实现预期的效果。

足部按摩时一般指压的平均力道是3~5千克，我们需要根据个人的忍耐度，在最大的限度内取得最好的效果。手法要由轻到重，慢而有规律地尝试，给被按摩者以安全、舒适的感觉。

使用重手法时千万要缓慢而沉稳，所用的力道一定要在被按摩者所能忍受的范围内，否则对方会痛得受不了，出现冒冷汗、心情烦躁，甚至痉挛等应激反应。

对于一些肌肉丰厚的患者，按摩的力量不足往往达不到治疗目的，特别是一些女性本身力量就小，基本很难达到适宜的刺激量，这就需要一些技巧来弥补力量上的不足。可在按摩小腿等肌肉较为丰厚的部位，选择一些刺激量较大的手法，这样做不仅省力，还会取得好的效果。

第四节 足部按摩的适应证、禁忌证及注意事项

一、足部按摩的适应证

因为足部按摩的主要作用是调节人体的内部功能，具有固本培元、扶植正气的功效，因此它对各种功能性的疾病疗效比较显著。

1. 泌尿系统疾病，包括肾炎、膀胱炎、尿失禁、遗尿等。
2. 神经系统疾病，包括头痛、失眠、头晕等。
3. 呼吸系统疾病，包括感冒、哮喘、气管炎等。
4. 五官科疾病，包括耳鸣、耳聋、近视、鼻炎、咽炎等。
5. 消化系统疾病，包括消化不良、胃痉挛、便秘、小儿厌食等。
6. 生殖系统疾病，包括前列腺肥大、乳房疾病等。
7. 心脑血管疾病，包括高血压等系统疾病。

尤其是有些患者对药物过敏或产生抗药性后，已经不能用打针、吃药进行治疗或疗效已不显著；或者某些应手术患者因为某些原因不能进行手术，以及对于有些目前现代医学上还缺乏有效治疗方法的疾病，都可以采用足部按摩来调整机体的抗病能力，来作为保守治疗方法的一种。足部按摩与手术治疗相结合，可以促进伤口愈合，对某些恶性肿瘤患者，足部按摩还可以减弱其放疗、化疗的副作用。但是足部按摩对于急性合并器质性

病变没有显著的疗效。

二、足部按摩的禁忌证

足部按摩的主要作用是调节人体经络气血运行及神经系统，但是对于某些疾病来说，足部按摩是会起到不良作用的。

1. 在妇女月经或妊娠期间应当避免使用足部按摩，以免引起子宫出血过多或是影响胎儿健康。

2. 因足部按摩有促进血液循环的作用，因此对脑出血、内脏出血及其他原因所致的严重出血病患者，不能使用，避免引起更大的出血。

3. 对那些严重肾衰、心衰、肝坏死等危重患者，足部按摩的刺激可能引起强烈的反应，甚至使病情恶化，故必须慎重。

4. 足部有开放性伤口，或尚未完全排除骨折者，避免使用足部按摩。

5. 对于肺结核活动期的患者，不能进行足部按摩，以免结核菌随血行播散，导致弥漫性、粟粒型结核的严重后果。

6. 对于频发心绞痛患者，应当嘱患者绝对卧床休息，并尽量妥善送医院就医，决不能滥用足部按摩。因足部按摩的刺激有可能诱发心肌梗死，造成严重后果。

7. 年老体弱、休克，对疼痛耐受力差的人。

三、足部按摩的注意事项

足部按摩注意事项如下。

1. 按摩时被按摩者应先用热水洗脚后全身放松，安定情绪，仰卧床上；按摩师取坐势，在膝盖上置毛巾，将被按摩者的脚放置在自己的膝盖上。

2. 按摩每个穴位前都应测定一下病理反射区的反射痛点。按摩师可用塑料棍或自制检查棒，尖端如圆珠笔尖端即可。用此尖端轻扎探测一下病理反射区，如被按摩者有针刺样疼感，即是病理穴点，即可在此着力按摩。

3. 按摩时手法应取一重一轻。如按 3 分钟，开始 1 分钟轻按，中间 1 分钟加重，然后再轻按 1 分钟。按摩过程中力量加大时，被按摩者病理反射区会有痛感，这种痛感是按摩效应，但不宜加力过强，以被按摩者能忍受为佳。每次按摩结束都力求达到被按摩者感到口渴，按摩结束后让被按摩者饮温开水 500 毫升以排毒。

4. 足部有外伤、疮疖、脓肿，按摩时应避开患处。可在另一只足的相同部位或同侧手的对应部位进行按摩。如因治疗不慎，造成皮肤红肿、瘀血者，可在患部涂上红花酒精，暂时停止在该处按摩。

5. 有些被按摩者在接受按摩治疗后可能出现低热、发冷、疲倦、腹泻等全身不适症状，或使原有的症状加重，这是按摩后出现的一种正常反应，可继续坚持治疗，数日后症状自然消失。

6. 有的被按摩者在接受按摩治疗数日后尿液颜色变深，并且气味加重，这是因为"毒素"排出所致，不必惊慌，仍可坚持治疗。

7. 长期接受足部按摩，双足痛觉迟钝是常有的现象。此时，用盐水浸泡双足半小时，痛觉敏感度会增强，治疗效果会有明显提高。

8. 在治疗时，应当避开骨骼突起处，以免挤伤骨膜，造成不必要的痛苦。

9. 空腹或饭后 1 小时内，不要按摩治疗。

10. 老人骨骼变脆，关节僵硬，小孩皮薄肉嫩，骨骼柔细，在按摩时均不可用力过度造成损伤，以用指腹施力为宜。

第五节　足部按摩的正常与异常反应

刚刚接触足部按摩，被按摩者或多或少会产生一些正常与异常反应情况，此时，就需要我们认识其原理及解决方法。

一、正常反应

基本上每个人在按摩之后均会有或少的反应，又因个人体质、个性、生活和饮食习惯不同而有所差别。应当了解这些常见的、短暂的反应，并学会从心理及生理上进行调节。

1. 很兴奋，入睡困难

这是新陈代谢加快的表现，一些衰老的细胞代谢燃烧所产生的多余的热能会使人振奋。

2. 食欲增强、胃口大开

这是机体新陈代谢增强的表现。按摩后身体需要更多热能、营养来修补正处于康复中的细胞组织。

3. 轻微发热

这是体内免疫系统与细菌和毒素发生了"对抗"，刺激脑神经所引起的反应，表示免疫系统已恢复功能。

4. 尿液颜色变深、尿量增加

这是毒素、代谢废物排出的正常现象。

5. 排便次数增多、粪便带有颜色和臭味

这是毒素、废物排出的正常现象。

6. 白带大量分泌。尤其是子宫颈糜烂的妇女，这是体内秽物排出的正常现象。

7. "旧病复发"

按摩可以将以前还未完全康复或潜伏的疾病逼出来，不是副作用，更不是复发，因此不用害怕。

8. 足部痛觉加重

痛感是身体功能慢慢恢复正常的现象，当做完 5~6 次按摩后，就会发现痛感逐渐减轻了。

二、异常反应

足部按摩具有舒适、简便、安全、易被人接受的特点，但如果对按摩方法、部位等不加以注意，也会导致被按摩者遭受不应有的痛苦或造成按摩困难。

1. 晕厥

在按摩时如果被按摩者精神过于紧张、体质虚弱，处于疲劳、饥饿状态，按摩者按摩手法过重，会引起晕厥现象。一旦被按摩者出现晕厥，应当立即停止按摩，使其平卧在空气流通处，头部保持低位，休息后，一般就会自然恢复。如果被按摩者出现严重晕厥，可以掐人中，拿肩井、合谷，按涌泉等方法，使其苏醒。

2. 皮肤破损

在使用"擦法"进行足部按摩时，按摩者操作稍有不当就有可能导致被按摩者皮肤破损，此时，应当做一些简单的外科处理，并避免在破损处操作，以防止伤口感染。

3. 皮下出血

一般是因为按摩者的按摩手法太重造成的。当被按摩者出现皮下出血症状时，应当立即结束按摩，随后出血现象会自行停止。

4. 骨折

当按摩者的按摩手法过重或过于粗暴时，会导致被按摩者发生骨折。所以对儿童、老年人按摩时手法不能过重。在整个按摩过程中，每种手法最好都要由轻到重，活动范围应由小到大，同时，按摩者要留意被按摩者的耐受情况，以免造成骨折。

第六节　足部按摩前的准备及按摩后的养护

一、按摩前的准备

在进行足部按摩前还需要做一些准备工作，每一道工序都不可以小看，它们就像运动员比赛前的"热身"一样，影响着随后的操作。

1. 营造安静的环境

在家中自我按摩或给家人按摩时，一个舒适、安静及温暖的环境是非常必要的。应当选择干净整洁、没有儿童嬉闹、没有电话打扰，能够让人充分放松的地方进行按摩。按摩的房间尽量布置得温馨、干净、整洁，使人心情舒畅，室内必须避风、避强光，温度最好在 26～28℃。

2. 选择舒适的音乐

在家中按摩时，可播放抒情轻柔的音乐。促使被按摩者身体完全放松。对于可能刺激神经，唤起被按摩者痛苦和不愉快回忆的音乐，是不能在按摩时播放的，因为这将部分抵消按摩带给人在物理、情绪及精神等方面的有益作用。

3. 做好清洁工作

按摩者要养成经常洗手及修剪指甲的习惯，这样才不会在指甲内藏有污垢而造成细菌感染。而且，按摩者的指甲不宜太短也不宜太长。

被按摩者也不要忘记修剪脚趾甲，以免在按摩时刮伤按摩者的肌肤。

同时，还需要将双足彻底清洗干净。如果足底有皮肤角质或硬肉，会影响按摩效果。在按摩前，可以先将角质去除。一般建议浸泡双足时配合使用适量精油，不但可以去除角质，还可以促进足部的血液循环。

4. 涂抹按摩介质

在按摩部位均匀、适量地涂按摩介质，不仅可以减少摩擦，保护皮肤，便于操作，而且还可以借助于药物作用增强按摩功效，以及预防皮肤皲裂和真菌感染等。这里介绍几种常用的按摩膏。

（1）精油：精油对很多种疾病均具有治疗作用，在足部按摩前使用可以让疾病恢复得更快。同时，还可以舒缓情绪，放松身体。

（2）按摩乳：按摩乳内含有活血化瘀、消肿止痛、促进血液循环的成分，可增强局部按摩后的舒适感，提高按摩治疗的效果，可用于任何情况。

（3）按摩膏：专用按摩膏主要起到润滑、消毒、活血的作用，并可以保持按摩过程中的渗透力。

（4）凡士林油膏：将凡士林和液体石蜡按 2 : 1 比例混合制成按摩介质，适用于足部皮肤较干的人。

（5）白酒或药酒：有温通经络、活血止痛的功效。

（6）药物：如果被按摩者足部有皮肤病，可以选用针对性药物。1%氯霉素霜具有消炎、润滑的作用，用于患有足癣的人；2%尿素软膏对足部皮肤皲裂有治疗的作用。

5. 选取适宜的姿势

按摩者和被按摩者均应采用比较舒适的体位。在接受按摩时，最正确并且舒服的姿势应该是被按摩者取坐位或仰卧位，全身要尽量放松。按摩者可以将被按摩者的足放在自己的膝盖或方凳子上，或床边，便于能够随时屈伸膝关节或活动双足，使按摩者能看清及正确地按摩于足部反射区。此外，双足不要高于臀部，如果抬得太高，坐骨神经与血管会受到压迫，不久便会双足发麻或冰冷。

二、按摩后的养护

足部按摩之后的养护除了可以巩固足部按摩的疗效外，还可以达到美容的效果，因此，不容忽视。

1. 注意补充水分

足部按摩后，人体内脏组织的新陈代谢速度会明显加快，血液浓度增加，即使平时不喜欢喝水的人，都会感觉到口渴难耐，这是机体要求补充水分的讯号。因此，建议在按摩后补充300~500毫升的水，以利于肾脏排除机体代谢产生的毒素。当然，按摩前后的喝水量需要根据个人体内需求来决定。

2. 做好足部的养护

在按摩后，可以轻轻敷上水分足膜，特别的补水护理能使足部皮肤晶莹娇嫩。在敷足膜时，从足趾到足踝要保持方向一致。敷足膜的时间以15分钟为宜，最后用清水洗净，并根据足部皮肤的干燥程度选择合适的乳液保养即可。另外，容易干燥的足部还要定期去除角质，使皮肤恢复光滑。

此外，趾甲的基本护理也是必需的，按摩后可以在趾甲上涂一层薄薄的乳液，从根本上保护趾甲免受侵害，从而保持其自然光泽。

第二章　足部按摩常用反射区

第一节　足部反射区的定义及分布特点

一、足部反射区的定义

人体的脏腑各个器官系统都与某些反射区有相应的关系，当某种器官或脏腑发生病态时，相应的反射区，即将发生或轻或重的压痛现象，这些压痛点就是足部反射区（图 2-1 至图 2-4）。

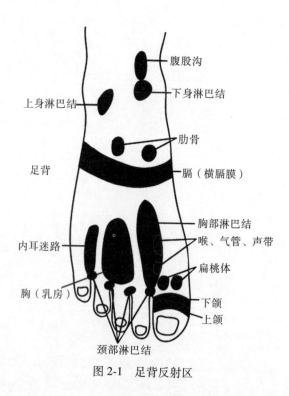

图 2-1　足背反射区

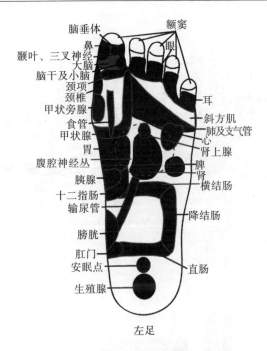

左足

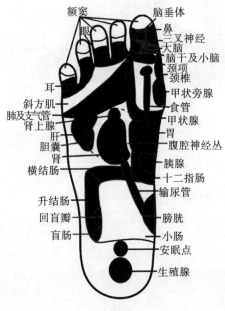

右足

图 2-2　足底反射区

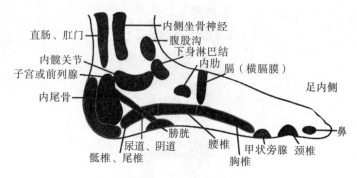

图 2-3　足内侧反射区

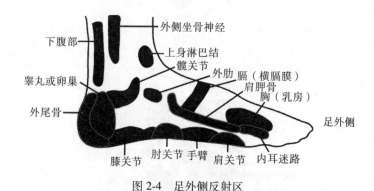

图 2-4　足外侧反射区

二、足部反射区的分布特点

　　足部反射区是人体变化的反应，对足底的投影宜采用"模糊逻辑"的方法看待，单足约计有 60 个反射区，分别代表着不同的脏器或是器官。人的双足并拢，可以看成一个屈肘、屈膝坐着的人形（图 2-5）。

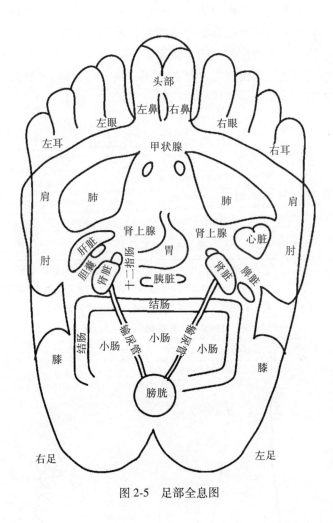

图 2-5　足部全息图

第二节　按摩足部反射区的作用

经络是人体气血的流行通道，它内连于脏腑，外达于四肢。例如，营养物质、氧气的供给及代谢产物的排除，大量内分泌物的产生和调节，并能促进血液中抗体的产生，提高机体抵抗力等。由此可见，机体某些部位或脏腑发生障碍或受损均可以通过调节经络和气血来治愈，也就是说经络越疏通、气血越调和，则疾病痊愈得越快；相反，如果经络和气血发生障碍的时间越长，需要治疗的时间也就要延长。

　　对足部反射区进行按摩可以舒经活络，消除气血运行障碍，促进机体正常生理功能的恢复，达到较好的疗效。

第三节　足部常用反射区

一、足背部常用反射区

表 2-1　上下颌

位　　置	上颌：双足足背蹰趾远端趾节骨横纹前方，呈一条横带状区域 下颌：双足蹰趾背，蹰趾背趾间关节横纹后方与上颌等宽等长的带状区域 右侧下颌反射区在左足上，左侧下颌反射区在右足上（图2-6）
主治病证	牙痛、上下颌感染、口腔溃疡、牙周炎等
按摩手法	叩指法，由内向外推压（图2-7）
图　　示	 图 2-6　上下颌反射区　　　图 2-7　上下颌反射区按摩手法

表 2-2　扁桃体

位　　置	双足踇趾背，近端趾骨背面背伸肌腱两侧的凹陷中（图 2-8）
主治病证	上呼吸道感染，扁桃体肿胀、化脓，咽喉肿痛等
按摩手法	双手叩指法，用双手拇指指端向足心方向掐揉（图 2-9）
图　　示	

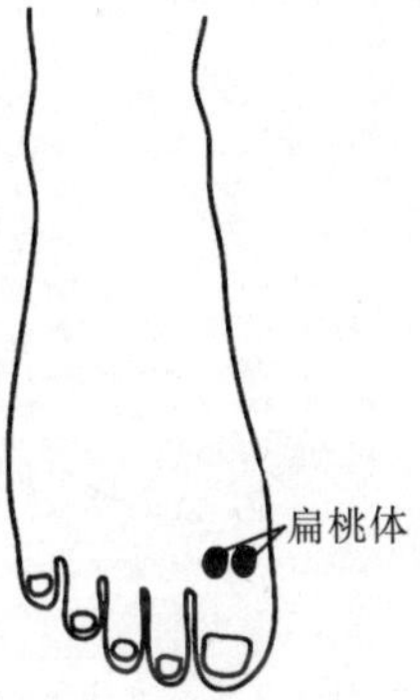

图 2-8　扁桃体反射区　　　　图 2-9　扁桃腺反射区按摩手法

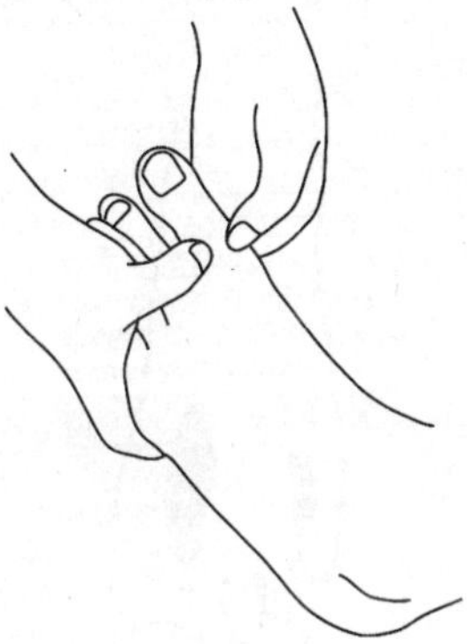

表 2-3　喉、气管、声带

位　　置	双足背，踇趾根第一趾趾关节外缘突起处及前、后方的小凹陷中。靠足趾端为咽喉部反射区，靠足跟端为气管部反射区（图 2-10）
主治病证	咽喉、气管疾患，如咽炎、喉炎、咽喉肿痛、声音嘶哑、咳嗽、气喘、支气管炎、上呼吸道感染等
按摩手法	用双手指指端同时定点向深层按压（图 2-11）
图　　示	

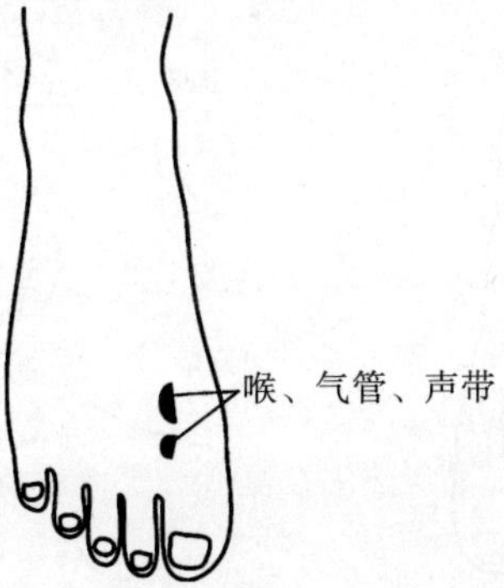

图 2-10　喉、气管、声带反射区　　　　图 2-11　反射区按摩手法

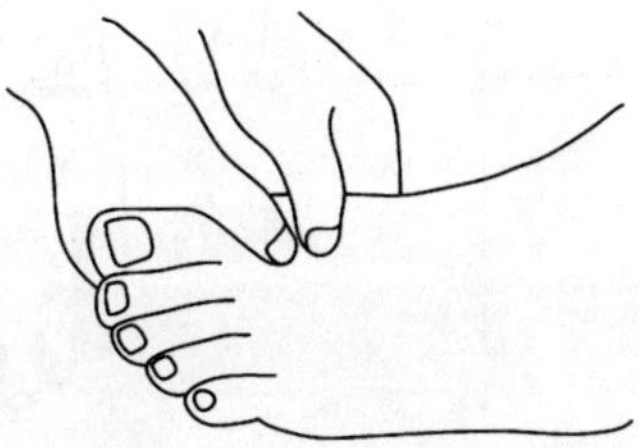

表2-4　胸部淋巴结

位　　置	双足背第一、二趾骨之间的缝隙中（图2-12）
主治病证	各种炎症、发热、风湿、癌症、肿瘤、胸痛等
按摩手法	单示指刮压法，拇指固定于足底，用伸直的示指桡侧缘压入反射区，其他手指压在示指上加力，由近心端向足趾方向压刮（图2-13）
图　　示	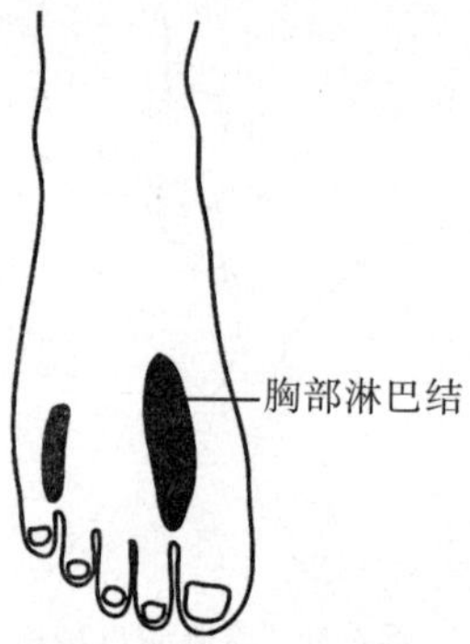 图2-12　胸部淋巴结反射区 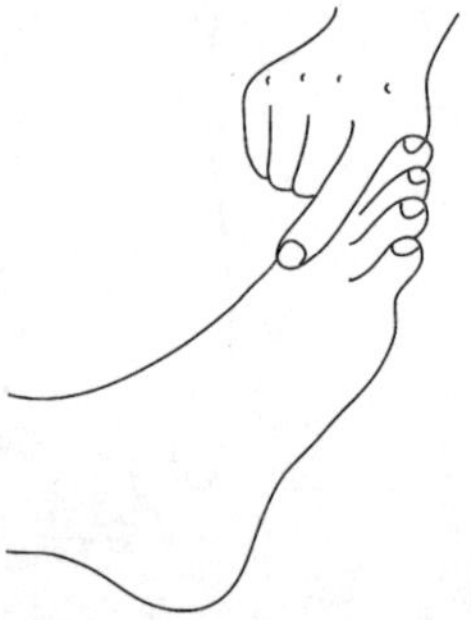　　图2-13　胸部淋巴结反射区按摩手法

图2-12　胸部淋巴结反射区　　图2-13　胸部淋巴结反射区按摩手法

表2-5　内耳迷路

位　　置	双足背第四、五趾骨之间的缝隙的前段（图2-14）
主治病证	晕车、晕船、头晕、眼花、高血压、低血压、耳鸣、平衡障碍、昏迷、梅尼埃病等
按摩手法	单示指刮压法，拇指固定于足底，用弯曲的示指桡侧缘压入反射区，其他手指压在示指上加力，由近心端向足趾方向压刮（图2-15）
图　　示	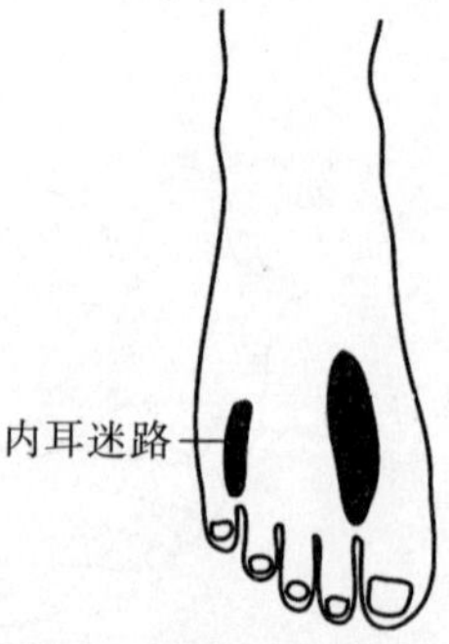 图2-14　内耳迷路反射区 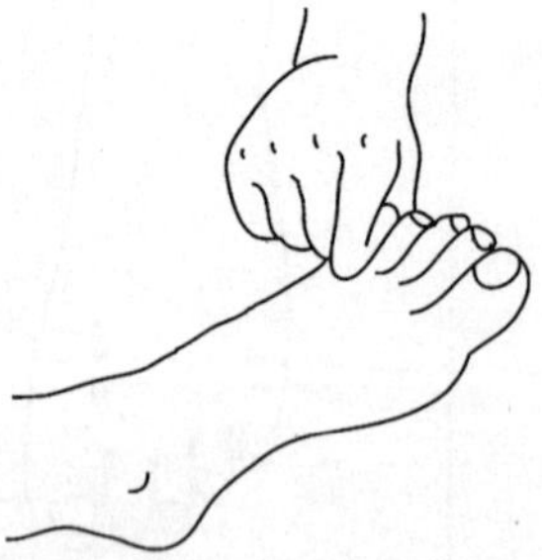　　图2-15　内耳迷路反射区按摩手法

图2-14　内耳迷路反射区　　图2-15　内耳迷路反射区按摩手法

表 2-6 膈（横膈膜）

位　置	足内侧的第一跖楔关节与足外侧的跖骰关节在足背的连线上，可触及一串骨突。其与足底的横结肠几乎首尾相连，围绕足部一圈（图 2-16）
主治病证	呃逆（打嗝）、岔气、恶心、呕吐、腹胀、膈疝等
按摩手法	双拇指捏揉指法或双示指刮压法，自横膈膜反射区中央向两侧刮压（图 2-17）
图　示	内耳迷路 图 2-16　膈（横膈膜）反射区　　图 2-17　膈（横膈膜）反射区按摩手法

表 2-7 上身淋巴结

位　置	以足外踝前下方的凹陷中（图 2-18）
主治病证	各种炎症、发热、水肿、囊肿、踝部肿胀、抗体缺乏、肌瘤、癌症、蜂窝织炎等
按摩手法	双手单指叩拳法，用双手示指中节指骨背压入凹陷中，以有酸胀感而无刺痛为佳，反复吸定按揉 3~5 次或用捏指法，以拇指指腹吸定按揉（图 2-19）
图　示	上身淋巴结 图 2-18　上身淋巴结反射区　　图 2-19　上身淋巴结反射区按摩手法

表2-8　下身淋巴结

位　　置	足内踝前下方的凹陷中（图2-20）
主治病证	各种炎症、发热、水肿、囊肿、踝部肿胀、抗体缺乏、肌瘤、癌症、蜂窝织炎等
按摩手法	双手单示指叩拳法，用双手示指中节指骨背压入凹陷中，以有酸胀感而无刺痛为佳，反复吸定按揉3~5次或用捏指法，以拇指指腹吸定按揉（图2-21）
图　　示	

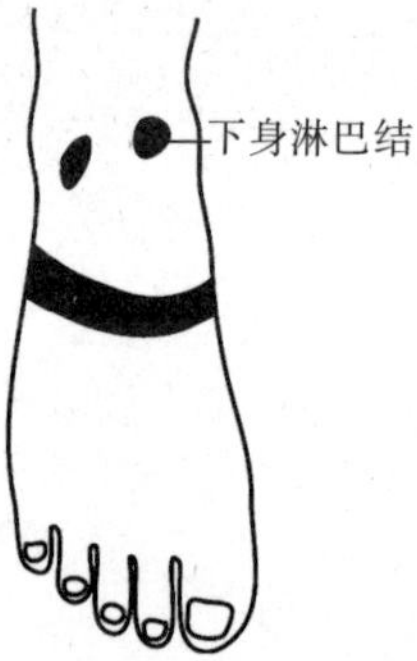

图 2-20　下身淋巴结反射区　　图 2-21　下身淋巴结反射区按摩手法

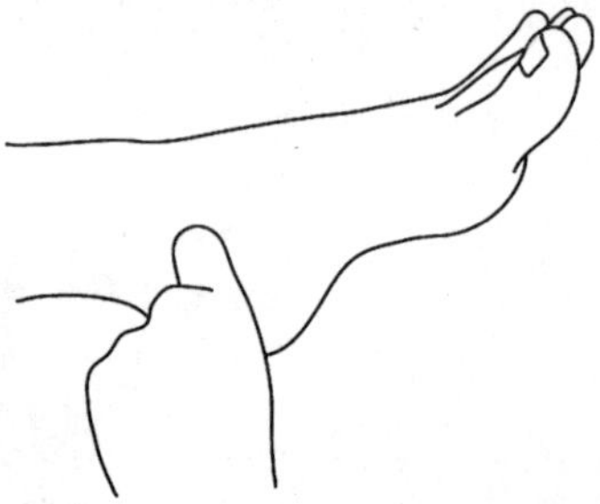

表2-9　肋骨

位　　置	内肋：双足背第一、二楔骨与舟骨间的小凹陷中；外肋：双足背第三楔骨与骰骨、舟骨之间的小凹陷中（图2-22）
主治病证	胸闷、岔气、胸膜炎、肋骨骨折后遗症等
按摩手法	拇指捏指法，在小凹陷处定点按揉（图2-23）
图　　示	

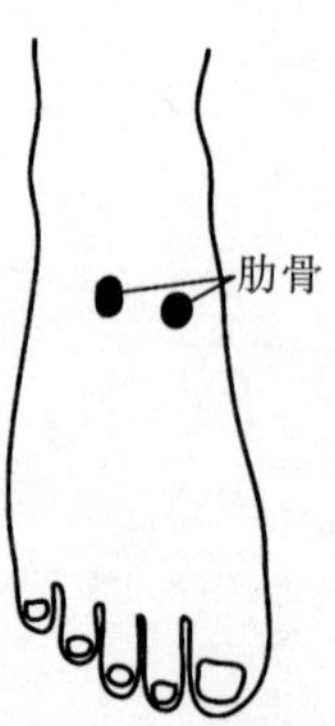

图 2-22　肋骨反射区　　图 2-23　肋骨反射区按摩手法

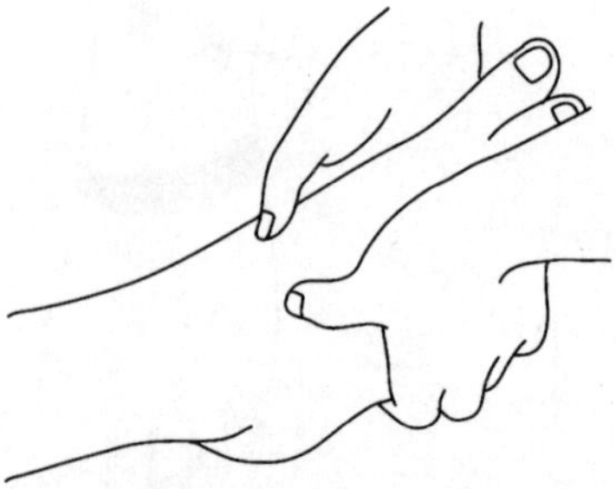

二、足底部常用反射区

表2-10　肾上腺

位　　置	双足掌第二、第三跖骨之间，足底部"人"字形交叉顶点处（图2-24）
主治病证	心律失常、心悸、心慌、晕厥、炎症、过敏、哮喘、风湿、发热、关节炎及肾上腺皮质功能不全等
按摩手法	用拇指指端向深处掐压，也可用示指关节突起部定点向深处顶压。按压时节奏应稍慢，渗透力强，以出现酸、胀、痛为宜（图2-25）
图　　示	肾上腺 图2-24　肾上腺反射区　　　　图2-25　按摩手法

表2-11　肾

位　　置	双足足掌第一跖骨与趾骨关节所形成的"人"字形交叉后方中央凹陷处（图2-26）
主治病证	各种肾脏疾病，如：急慢性肾炎、肾结石、游走肾、肾脏功能不全及尿毒症。水肿，风湿病，关节炎，泌尿系统感染及其他疾患，高血压
按摩手法	以一手持足，另一手半握拳，示指弯曲，以示指第一指尖关节顶点施力，由足趾向足跟方向按压（图2-27）
图　　示	肾 图2-26　肾反射区　　　　图2-27　按摩手法

表 2-12　膀胱

位　　置	内踝前下方双足足掌内侧舟骨下方，拇展肌侧旁（图 2-28）
主治病证	肾、输尿管等泌尿系感染
按摩手法	以一手持足，另一手半握拳，示指弯曲，以示指第一指尖关节顶点施力，或用示、中指压刮（图 2-29）
图　　示	

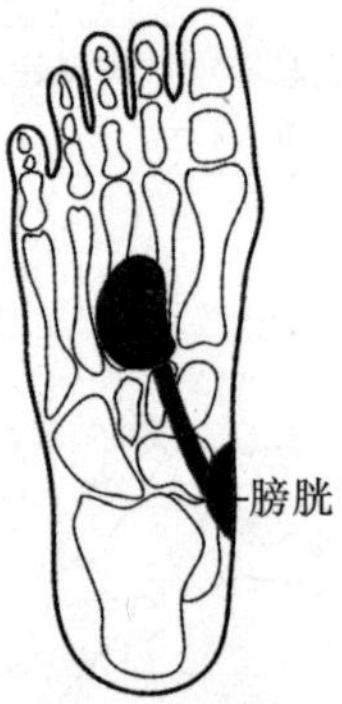

图 2-28　膀胱反射区　　　　图 2-29　膀胱反射区按摩手法

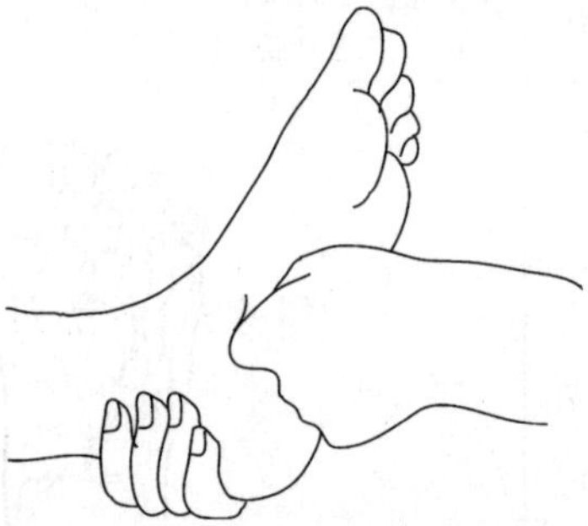

表 2-13　输尿管

位　　置	双足足掌自肾脏反射区至膀胱反射区之间，呈弧线状的一个区域（图 2-30）
主治病证	输尿管结石、输尿管狭窄、排尿困难及泌尿系统感染等
按摩手法	以一手持足，另一手半握拳，示指弯曲，以示指第一指尖关节顶点施力，由肾反射区向膀胱反射区推压（图 2-31）
图　　示	

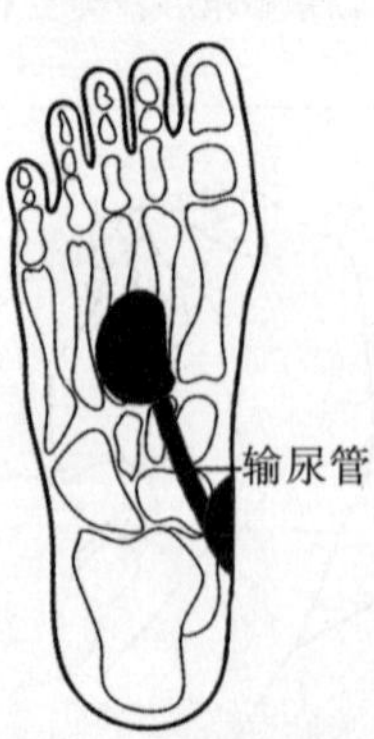

图 2-30　输尿管反射区　　　　图 2-31　输尿管反射区按摩手法

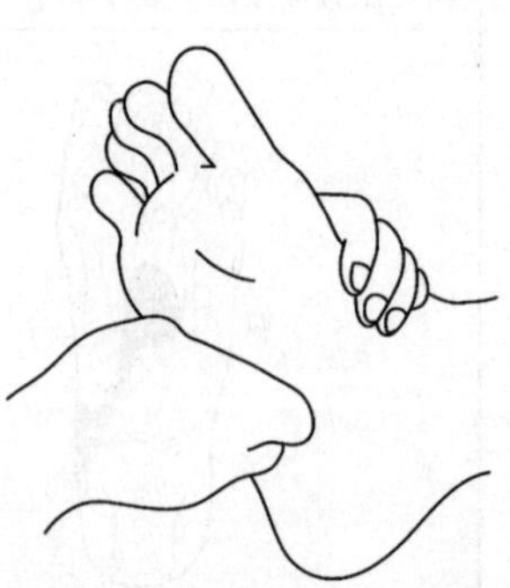

表 2-14 额窦

位　　置	双足十趾的趾端区域。右边额窦反射区在左足，左边额窦反射区在右足（图2-32）
主治病证	脑卒中（中风），脑震荡，鼻窦炎，头痛，头晕，失眠，发热眼、耳、鼻、口腔等疾病
按摩手法	用拇指指端分别从五趾趾端向指腹方向掐压，也可用示、中指指端着力掐压（图2-33）
图　　示	图 2-32 额窦反射区　　　　图 2-33 额窦反射区按摩手法

表 2-15 鼻

位　　置	双足踇趾肉球内侧延伸到踇趾甲的根部，第一趾间关节前。右鼻的反射区在左足上，左鼻的反射区在右足上（图2-34）
主治病证	各种鼻炎、鼻出血、鼻塞、流涕、鼻窦炎等鼻部及上呼吸道疾病等；嗅觉异常、打鼾等
按摩手法	以一手握足，另一手拇指指端施力，用拇指指端螺纹面向踇趾尖推压（图2-35）
图　　示	图 2-34 鼻反射区　　　　图 2-35 鼻反射区按摩手法

表 2-16　脑垂体

位　置	双足踇趾肉球中央部位（图 2-36）
主治病证	内分泌疾病，如甲状腺、甲状旁腺、肾上腺、生殖腺、脾、胰等功能失调）、小儿发育不良，遗尿，更年期综合征等
按摩手法	以一手持足，另一手半握拳，示指弯曲，以示指第一指尖关节顶点施力，定点深入按压（图 2-37）
图　示	

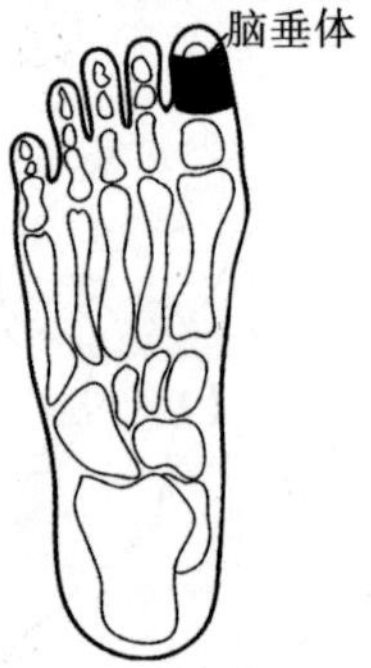

图 2-36　脑垂体反射区　　　图 2-37　脑垂体反射区按摩手法

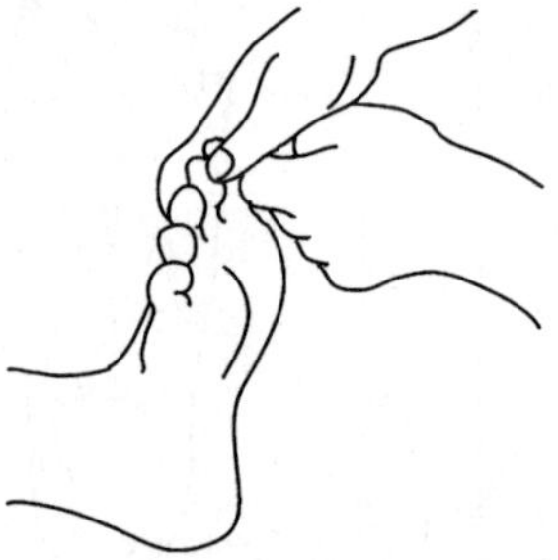

表 2-17　大脑

位　置	双足踇趾第一关节底部肉球全部；右大脑半球之反射区在左足上，左大脑半球之反射区在右足上（图 2-38）
主治病证	高血压、脑卒中（中风）、脑震荡、头晕、头痛、失眠、脑性麻痹、脑血栓、视觉受损
按摩手法	以一手持足，另一手半握拳，示指弯曲，以示指第一指尖关节顶点施力，由踇趾端向根部推压（图 2-39）
图　示	

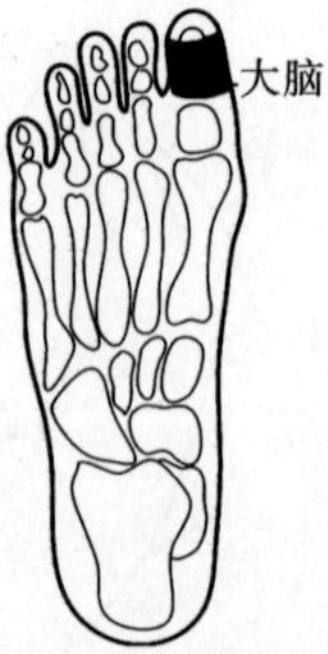

图 2-38　大脑反射区　　　图 2-39　大脑反射区按摩手法

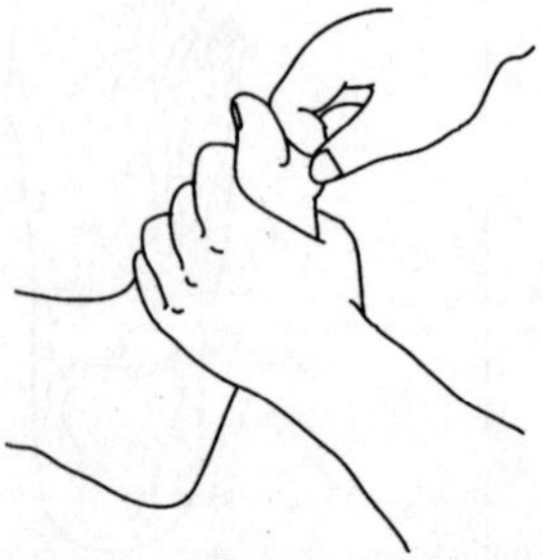

表 2-18 小脑及脑干

位　置	双足踇趾肉球根部靠近第二节趾骨处。右小脑半球及脑干的反射区在左足；左小脑半球及脑干的反射区在右足（图 2-40）
主治病证	脑震荡、脑肿瘤、高血压、失眠、头晕、头痛、肌肉紧张等
按摩手法	以一手握足，另一手的拇指指端施力，定点向踇趾根部深处压按（图 2-41）
图　示	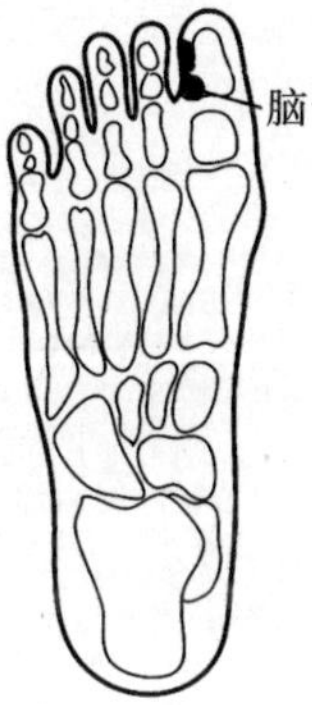 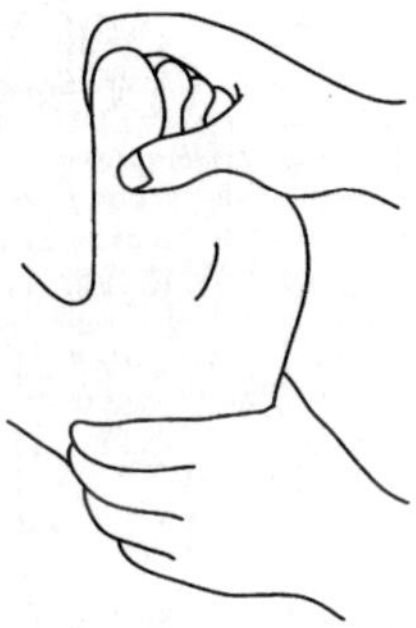 脑干及小脑

图 2-40　脑干及小脑反射区　　图 2-41　小脑及脑干反射区按摩手法

表 2-19 三叉神经

位　置	双足踇趾近第二趾的一侧。右侧三叉神经的反射区在左足，左侧三叉神经的反射区在右足（图 2-42）
主治病证	偏头痛、面神经麻痹、神经痛、失眠、头面部及眼、耳、鼻的疾患
按摩手法	以一手握足，另一手拇指指端施力，由趾端向趾根推压（图 2-43）
图　示	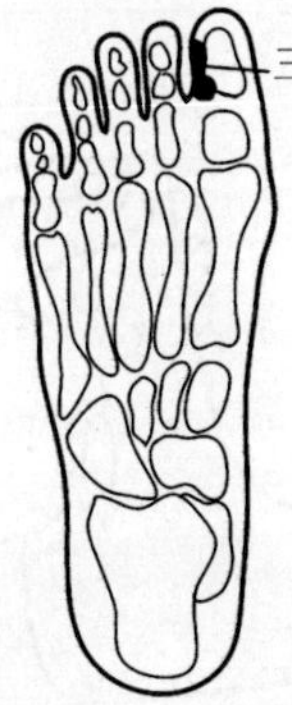 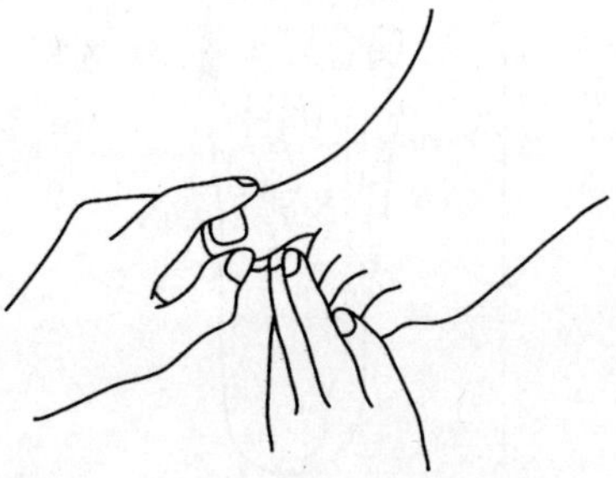 三叉神经

图 2-42　三叉神经反射区　　图 2-43　三叉神经反射区按摩手法

表 2-20　颈项

位　置	双足拇趾第二节底部足趾内侧45°，靠第一关节下方，即小脑反射区下方处。右侧的反射区在右足之上，左侧的反射区在左足上（图2-44）
主治病证	颈部酸痛、颈部僵硬、软组织损伤、落枕、颈椎病
按摩手法	以一手握足，另一手拇指指端施力，沿着拇趾根部，由内向外刮压（敏感点在足背拇趾根部靠近第二趾一侧）（图2-45）
图　示	图 2-44　颈项反射区　　　图 2-45　颈项反射区按摩手法

表 2-21　甲状旁腺

位　置	双足足掌第1跖趾关节内前方凹陷处（图2-46）
主治病证	筋骨酸痛、甲状旁腺功能减退引起白内障、低钙血症引起的手麻或痉挛、指甲脆弱，骨质疏松
按摩手法	叩指法或单示指叩拳法，用拇指端或示指弯曲的近端指间关节尽量叩入第一跖趾关节，向内前顶入关节缝内按压，感觉酸胀为好（图2-47）
图　示	图 2-46　甲状旁腺反射区　　　图 2-47　甲状旁腺反射区按摩手法

表 2-22　甲状腺

位　　置	双足底第一趾骨与第二趾骨之间，成带状（图 2-48）
主治病证	甲状腺功能亢进或减退、心悸、失眠、情绪不稳定、慢性甲状腺炎、甲状腺肿等
按摩手法	以拇指固定，示指弯曲呈镰刀状，以示指内侧缘施力，进行刮压（图 2-49）
图　　示	

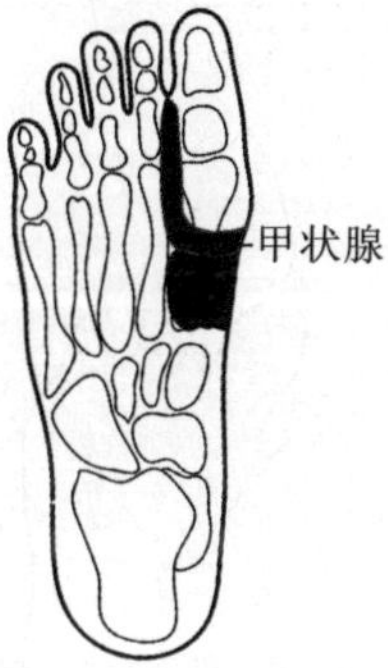

图 2-48　甲状腺反射区　　　图 2-49　甲状腺反射区按摩手法

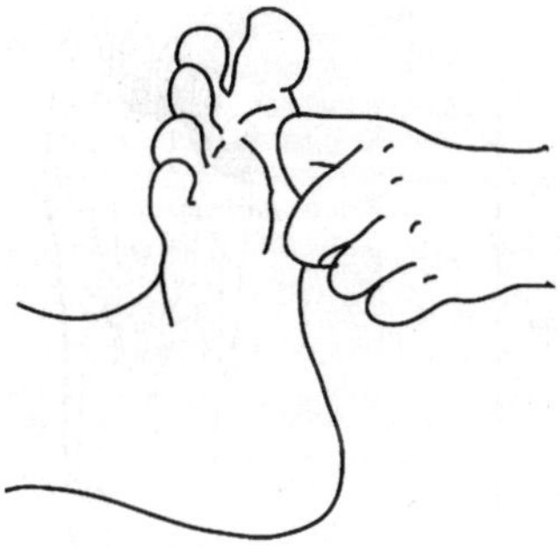

表 2-23　胃

位　　置	双足足掌第一趾骨与跖骨关节下方约一横指宽的区域（图 2-50）
主治病证	胃痛、胃胀、胃部闷胀、胃酸、消化不良、急慢性胃炎、胃下垂
按摩手法	以一手持足，另一手半握拳，示指弯曲，以示指第一指尖关节向下按压（图 2-51）
图　　示	

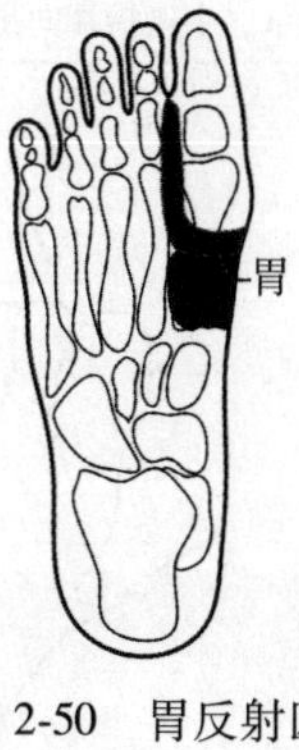

图 2-50　胃反射区　　　图 2-51　胃反射区按摩手法

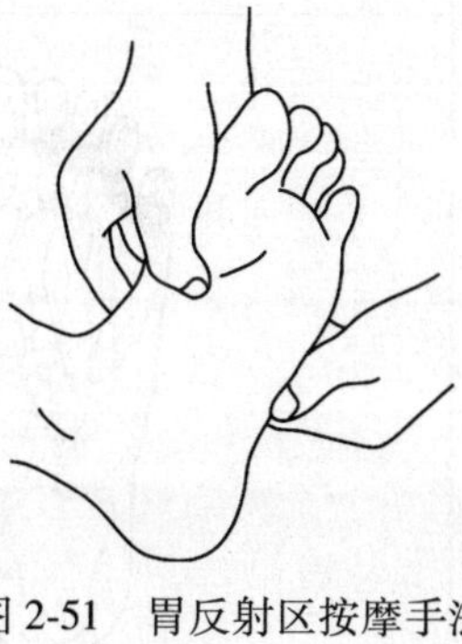

表 2-24　眼

位　　置	双足第二趾与第三趾中间根部位置，右眼反射区在左足上，左眼反射区在右足上（图 2-52）
主治病证	各种眼疾（结膜炎、角膜炎、近视、老花眼、畏光、流泪、青光眼、白内障）及眼底出血等
按摩手法	用拇指指端螺纹面向足心方向压推，也可用示、中指指端向足心方向刮压（图 2-53）
图　　示	

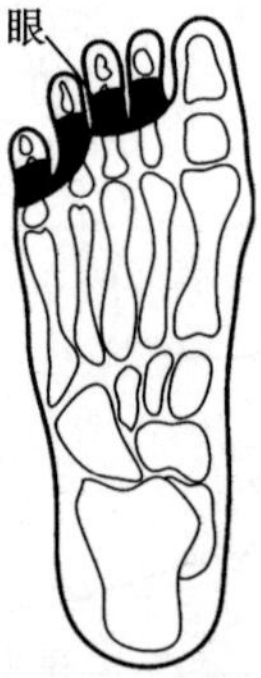

图 2-52　眼反射区　　　　　图 2-53　眼反射区按摩手法

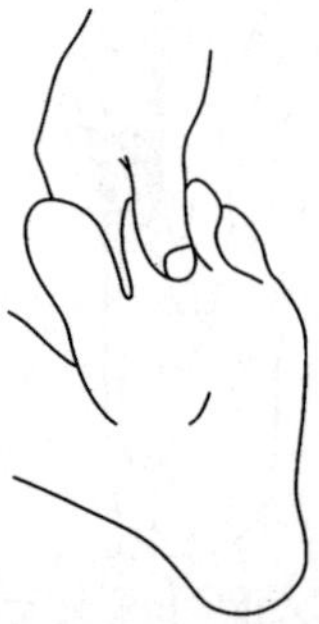

表 2-25　耳

位　　置	双足第四趾与第五趾骨中间根部位置，右耳反射区在左足上，左耳反射区在右足上（图 2-54）
主治病证	中耳炎、耳鸣、耳聋、重听、晕车及晕船等
按摩手法	用拇指指端螺纹面向足心方向压推，也可用示、中指指端向足心方向刮压（图 2-55）
图　　示	

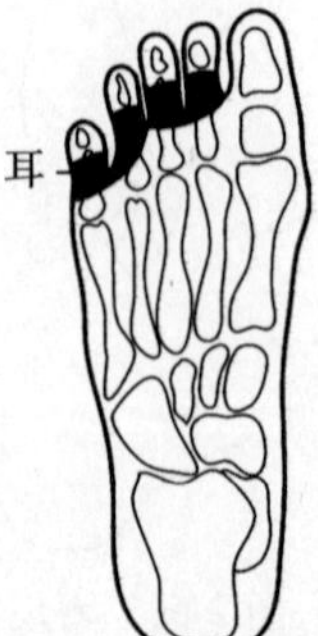

图 2-54　耳反射区　　　　　图 2-55　耳反射区按摩手法

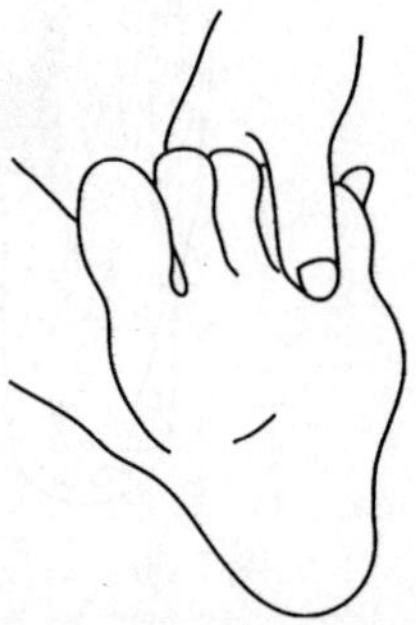

表 2-26　斜方肌

位　置	双足底在眼、耳反射区下方，自第一趾骨起至外侧反射区外呈带状，约中指一横指宽，右侧斜方肌在右足反射区，左侧斜方肌在左足反射区上（图2-56）
主治病证	颈肩酸痛、颈椎病、落枕、肩周炎等
按摩手法	以一手持足，另一手半握拳，以示指第一指尖关节顶点施力，在该反射区由外侧（小趾一侧）向内侧（跗趾一侧）推压（图2-57）
图　示	斜方肌 图 2-56　斜方肌反射区　　　　图 2-57　斜方肌反射区按摩手法

表 2-27　肺及支气管

位　置	双足斜方肌反射区下方，自甲状腺反射区向外呈带状到足底外侧肩下方，一横指宽；右肺的反射区在右足上，左肺的反射区在左足上（图2-58）
主治病证	肺炎、支气管炎、肺结核、肺气肿、胸闷、哮喘等
按摩手法	以一手持足，另一手半握拳，示指弯曲，以示指第一指间关节顶点施力，自内侧（跗趾一侧）向外侧（小趾一侧）推压。对支气管敏感带改用拇指指端施力按摩（图2-59）
图　示	肺及支气管 图 2-58　肺及支气管反射区　　图 2-59　肺及支气管反射区按摩手法

表 2-28 心

位　　置	左足足掌第四跖骨与第五跖骨间，在肺反射区下方处
主治病证	心律失常、心绞痛、心力衰竭、失眠、多梦、静脉曲张等（图 2-60）
按摩手法	轻手法：以拇指指腹自足跟向足趾方向推按 中手法：以示指第二指节背面向足趾方向推按 重手法：以一手持足，另一手半握拳，示指弯曲，以示指第一指尖关节定点施力，由足跟向足趾方向推按（图 2-61）
图　　示	 图 2-60　心反射区　　　　图 2-61　心反射区按摩手法

表 2-29 脾

位　　置	左足足掌心脏反射区之下方约一横指宽的区域（图 2-62）
主治病证	贫血、食欲不振、消化不良、感冒、发热、皮肤病等
按摩手法	以一手持足，另一手半握拳，示指弯曲，以示指第一指尖关节顶点施力，定点按压（图 2-63）
图　　示	 图 2-62　心反射区　　　　图 2-63　心反射区按摩手法

表 2-30　胰腺

位　　置	双足足掌胃反射区与十二指肠反射区交连处，如扁豆状（图 2-64）
主治病证	糖尿病等内分泌及代谢性疾病、胰腺囊肿等
按摩手法	以一手持足，另一手半握拳，示指弯曲，以示指第一指尖关节顶点施力，由足趾向足跟方向按压（图 2-65）
图　　示	

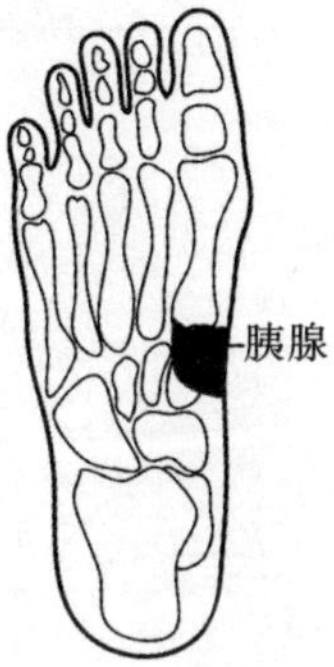

图 2-64　胰腺反射区　　　　图 2-65　胰腺反射区按摩手法

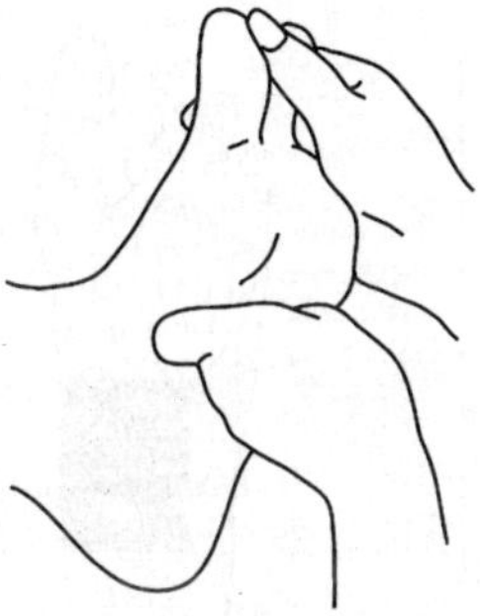

表 2-31　十二指肠反射区

位　　置	双足足掌第一趾骨与跖骨关节下方，胃反射区的下方（图 2-66）
主治病证	腹胀、食欲不振、消化不良、便秘、泄泻、十二指肠溃疡
按摩手法	以一手持足，另一手半握拳，示指弯曲，以示指第一指尖关节顶点施力，由足趾向足跟方向按压（图 2-67）
图　　示	

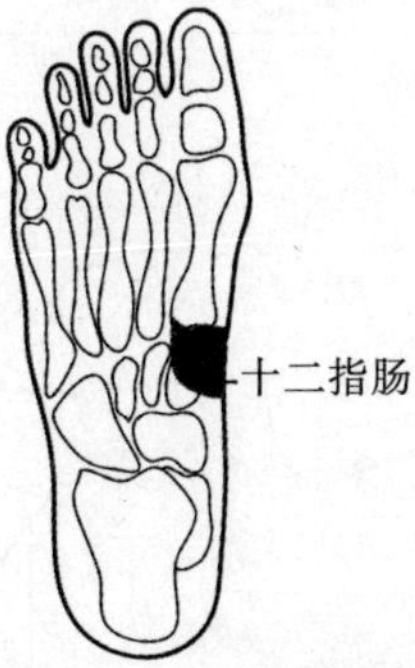

图 2-66　十二指肠反射区　　　　图 2-67　十二指肠反射区按摩手法

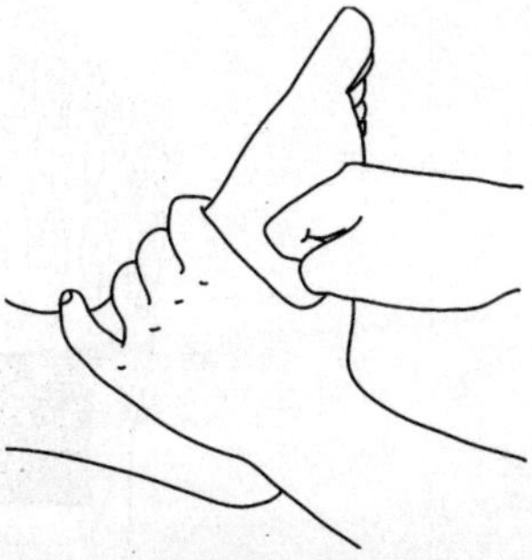

表 2-32　小肠

位　置	双足足掌跖骨、楔骨部位至足跟骨前缘所形成的凹陷区域，被升结肠、横结肠、降结肠、乙状结肠与直肠所包围（图 2-68）
主治病证	胃肠胀气、腹泻、腹痛、便秘、急慢性肠炎
按摩手法	以一手持足，另一手半握拳，示指弯曲，以示指第一指尖关节顶点施力，由足趾向足跟方向推压（图 2-69）
图　示	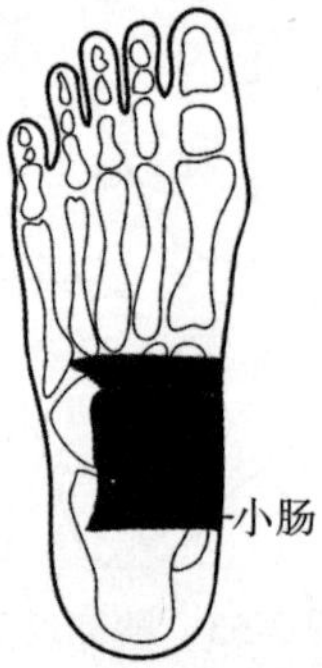 图 2-68　小肠反射区 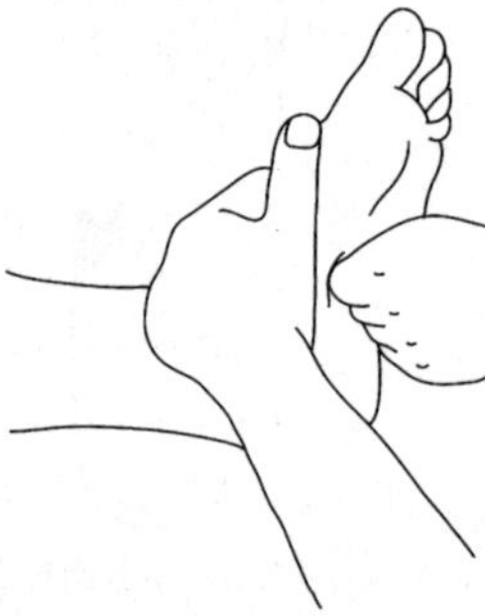　　　　图 2-69　小肠反射区按摩手法

小肠

图 2-68　小肠反射区　　　　图 2-69　小肠反射区按摩手法

表 2-33　横结肠

位　置	双足足掌中间，横越足掌呈一带状区域（图 2-70）
主治病证	便秘、腹泻、腹痛以及肺部疾病
按摩手法	以一手持足，另一手半握拳，示指弯曲，以示指第一指尖关节顶点施力，左足由内侧向外侧按摩，右足由外侧向内侧水平推压（图 2-71）
图　示	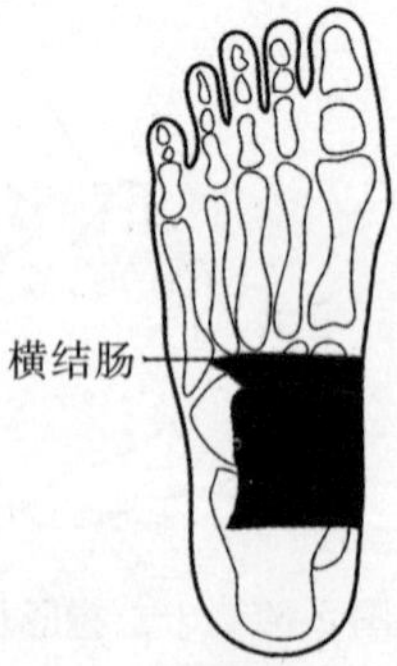 图 2-70　横结肠反射区 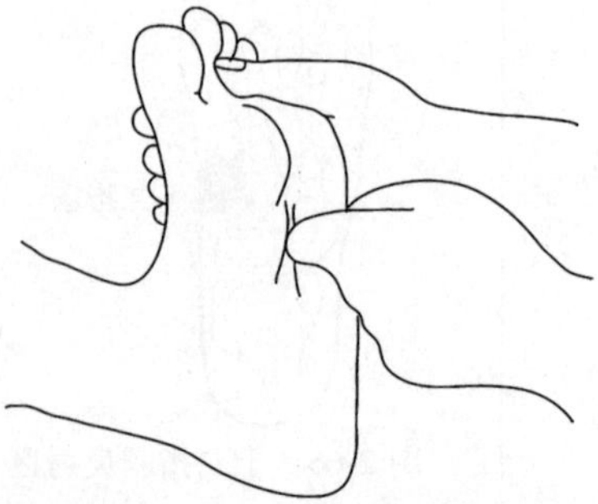　　　　图 2-71　横结肠反射区按摩手法

横结肠

图 2-70　横结肠反射区　　　　图 2-71　横结肠反射区按摩手法

表2-34 降结肠

位　　置	左足足掌跟骨前缘外侧带状区域（图2-72）
主治病证	便秘、腹泻、腹痛以及肺部疾病
按摩手法	以一手持足，另一手半握拳，示指弯曲，以示指第一指尖关节顶点施力，由足趾向足跟方向推压（图2-73）
图　　示	降结肠 图2-72 降结肠反射区　　图2-73 降结肠反射区按摩手法

表2-35 直肠

位　　置	左足足掌跟骨前缘呈一横带状（图2-74）
主治病证	直肠炎、息肉、便秘、泄泻等
按摩手法	以一手持足，另一手半握拳，示指弯曲，以示指第一指尖关节顶点施力，由外侧向内侧推压（图2-75）
图　　示	直肠 图2-74 直肠反射区　　图2-75 直肠反射区按摩手法

表 2-36　肛门

位　　置	左足足掌跟骨前缘乙状结肠及直肠反射区的末端（图 2-76）
主治病证	便秘、痔疮、肛瘘、脱肛等
按摩手法	以一手持足，另一手半握拳，示指弯曲，以示指第一指尖关节顶点施力，定点按压（图 2-77）
图　　示	 肛门 图 2-76　肛门反射区　　　图 2-77　肛门反射区按摩手法

表 2-37　肝

位　　置	右足足掌第四跖骨与第五跖骨间，在肺反射区的下方（图 2-78）
主治病证	肝硬化、肝功能失调、肝炎、肝大、脂肪肝、酒精肝等
按摩手法	以一手持足，另一手半握拳，示指弯曲，以示指第一指尖关节顶点施力，向足趾方向推压（图 2-79）
图　　示	 图 2-78　肝反射区　　　图 2-79　肝反射区按摩手法

表2-38　胆囊

位　　置	右足足掌第三跖骨与第四跖骨间，在肺反射区的下方，被肝脏反射区覆盖（图2-80）
主治病证	胆结石、黄疸、胆囊炎等
按摩手法	以一手持足，另一手半握拳，示指弯曲，以示指第一指尖关节顶点施力，定点推压（图2-81）
图　　示	

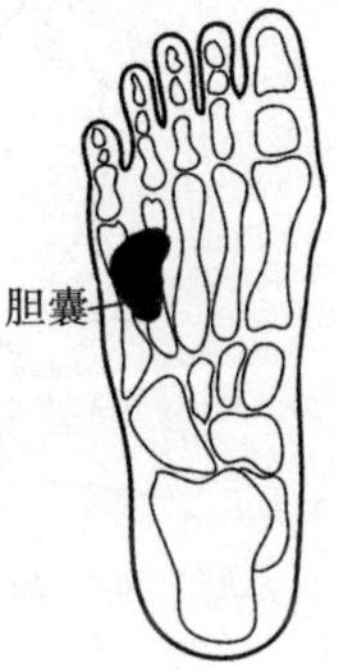

图2-80　胆囊反射区　　　　　图2-81　胆囊反射区按摩手法

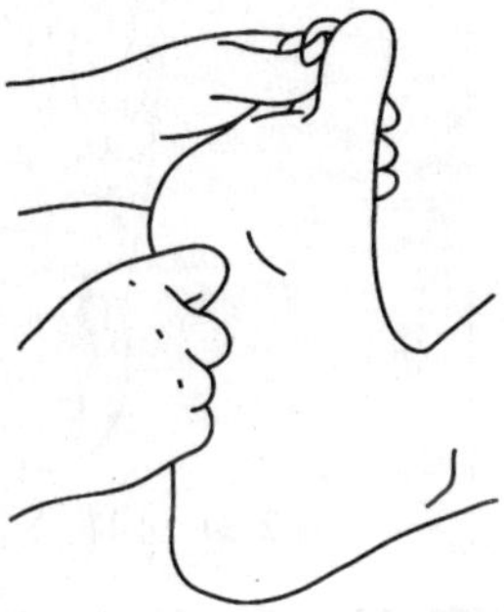

表2-39　盲肠

位　　置	右足掌跟骨前缘，靠近外侧，与小肠和升结肠的反射区连接（图2-82）
主治病证	便秘、腹胀、腹痛、泄泻、阑尾炎等
按摩手法	单示指叩拳法，定点按压（图2-83）
图　　示	

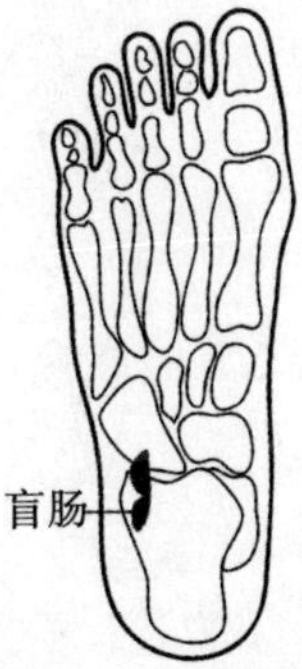

图2-82　盲肠反射区　　　　　图2-83　盲肠反射区按摩手法

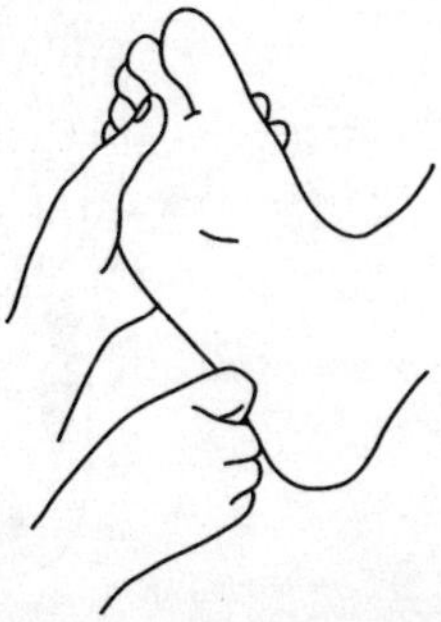

表 2-40 回盲瓣

位 置	右足掌，位于盲肠反射区稍上方（图 2-84）
主治病证	消化吸收障碍性疾病及其他回盲部疾病等
按摩手法	单示指叩拳法，定点按压（图 2-85）
图 示	图 2-84 回盲瓣反射区　　图 2-85 回盲瓣反射区按摩手法

表 2-41 升结肠

位 置	右足掌，紧贴小肠反射区外侧，一直延伸至横结肠处。其分布与左足的降结肠对称（图 2-86）
主治病证	便秘、腹泻、腹痛、腹胀及结肠炎等
按摩手法	单示指叩拳法，以示指关节顶点施力，由足跟向足趾方向压刮（图 2-87）
图 示	图 2-86 升结肠反射区　　图 2-87 升结肠反射区按摩手法

表 2-42　生殖腺

位　置	双足足掌跟骨正中央部位区域（图 2-88）
主治病证	性功能低下、阳痿、早泄、月经不调、痛经及更年期综合征等
按摩手法	单示指叩拳法或握足叩指法定点按压，也可用按摩棒刺激（图 2-89）
图　示	图 2-88　生殖腺反射区　　　图 2-89　生殖腺反射区按摩手法

表 2-43　腹腔神经丛

位　置	双足掌中心，在第二、三、四跖骨之间的中央区域，在肾反射区附近位置。简易找法：以肾反射区为圆心的一个圆，但不超出二、三、四跖骨的宽度（图 2-90）
主治病证	各种消化系统疾病如：神经性胃肠功能紊乱、腹胀、腹泻、呃逆（打嗝）及烦躁等
按摩手法	双指叩拳法或单示指叩拳法，可用双指叩拳法由上向下压刮；或用单示指叩拳法从两侧沿半圆画弧向下刮压。要求手法力度要均匀，稍慢（图 2-91）
图　示	图 2-90　腹腔神经丛反射区　　　图 2-91　腹腔神经丛反射区按摩手法

表2-44　食管

位　置	双足甲状腺和甲状旁腺反射区中间，第一跖趾关节处（图2-92）
主治病证	食管炎、食管静脉曲张、甲状腺肿大等
按摩手法	用拇指指端向足跟方向按压（图2-93）
图　示	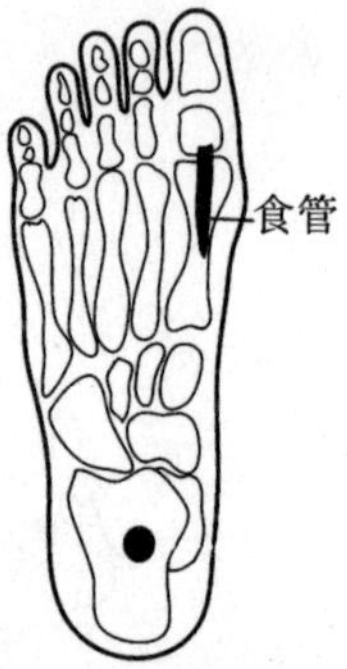 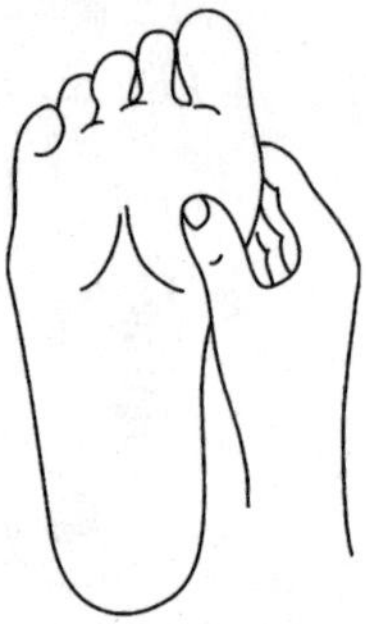

图 2-92　食管反射区　　　　图 2-93　食管反射区按摩手法

表2-45　安眠点

位　置	双足底跟骨前端，生殖腺反射区前方（图2-94）
主治病证	失眠、头昏、头痛、记忆力减退等
按摩手法	用示指关节突起部定点向深层顶按（图2-95）
图　示	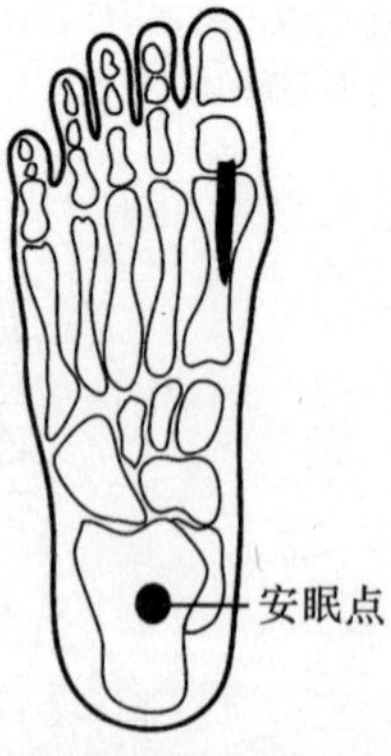 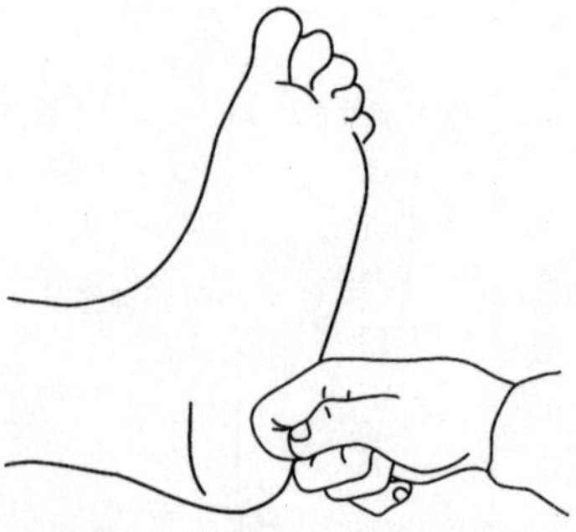

图 2-94　安眠点反射区　　　　图 2-95　安眠点反射区按摩手法

表 2-46　颈部淋巴结

位　　置	双足足背各趾蹼间，共 8 个（图 2-96）
主治病证	发热、腮腺炎、哮喘、甲亢、甲状腺肿大等
按摩手法	用拇指指端和示指指端相对捏揉该反射区（图 2-97）
图　　示	

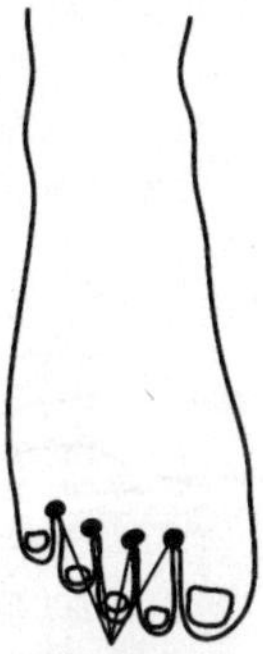

颈部淋巴结

图 2-96　颈部淋巴结　　　　图 2-97　颈部淋巴结按摩手法

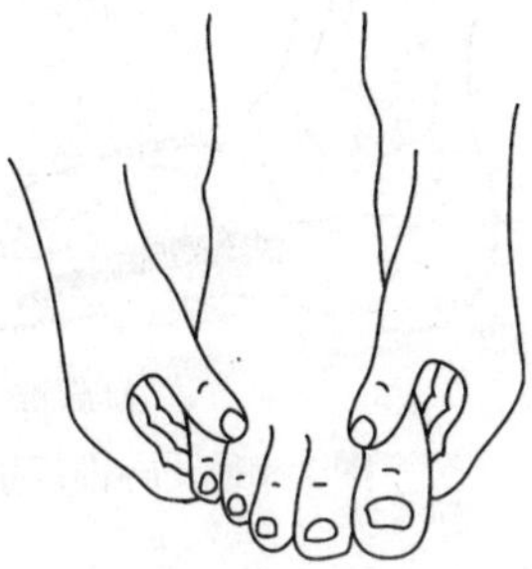

三、足内侧、外侧常用反射区

表 2-47　颈椎

位　　置	双足踇趾根部内侧缘横纹尽头处（图 2-98）
主治病证	颈项疼痛、颈椎骨质增生、颈椎间盘突出症、颈椎错位等
按摩手法	用拇指指端沿该区域向足跟方向推压（图 2-99）
图　　示	

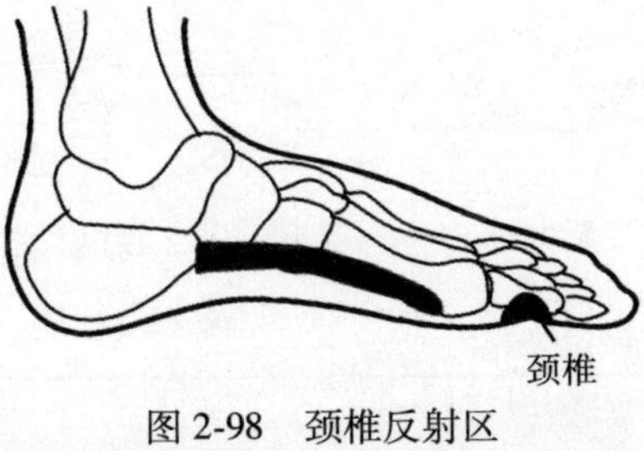

颈椎

图 2-98　颈椎反射区　　　　图 2-99　颈椎反射区按摩手法

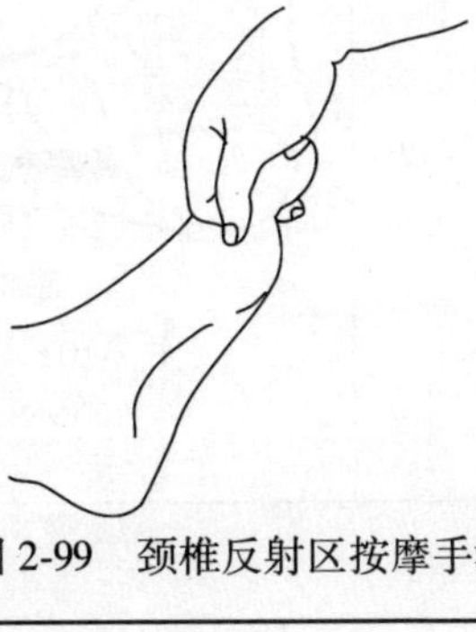

表 2-48　胸椎

位　　置	双足足弓内侧缘第一跖骨下方，从第一跖趾关节直到跖楔骨关节止（图 2-100）
主治病证	胸椎压缩性骨折、胸椎间盘突出、胸椎后关节紊乱症、肩背酸痛等
按摩手法	捏指法，由足趾端至足跟端紧压第二跖骨的底缘推压（图 2-101）
图　　示	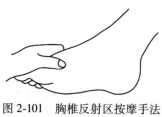

图 2-100　胸椎反射区　　　　图 2-101　胸椎反射区按摩手法

表 2-49　腰椎

位　　置	双足足弓内侧缘楔骨至舟骨下方，上接胸椎反射区，下接骶椎反射区（图 2-102）
主治病证	急、慢性腰肌损伤，腰椎间盘突出症、腰椎骨质增生、腰椎后关节紊乱症等
按摩手法	用拇指指端沿该区域向足跟方向推压（图 2-103）
图　　示	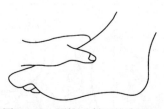

图 2-102　腰椎反射区　　　　图 2-103　腰椎反射区按摩手法

表 2-50　骶椎、尾椎

位　置	双足足弓内侧缘距骨下方凹陷入至跟骨内侧缘止，前接腰椎反射区，后连内尾骨反射区（图 2-104）
主治病证	骶骨受伤、骶椎骨质增生、腰关节伤痛、坐骨神经痛及盆腔脏器疾患等
按摩手法	用拇指指端沿该区域向足跟方向推压（图 2-105）
图　示	

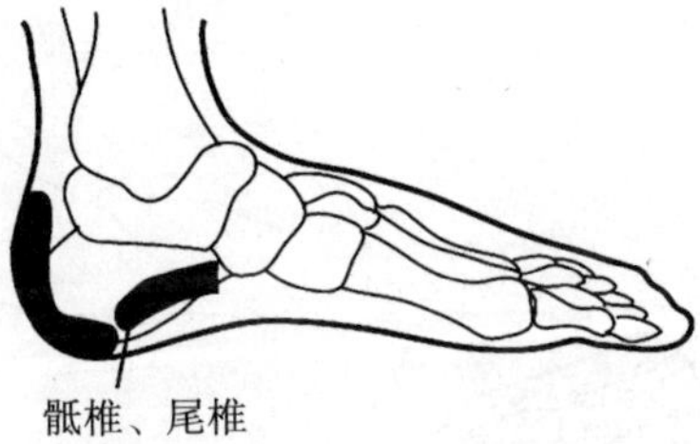

骶椎、尾椎

图 2-104　骶椎、尾椎反射区

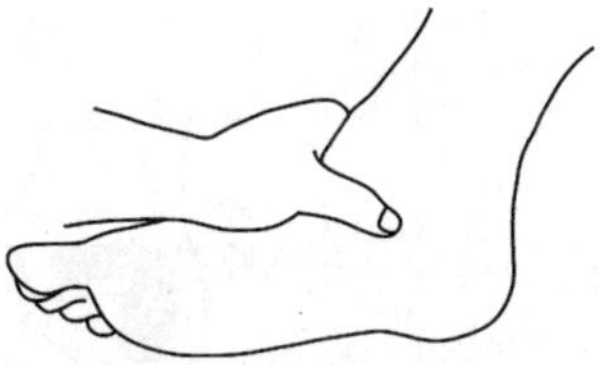

图 2-105　骶椎、尾椎反射区按摩手法

表 2-51　内尾骨

位　置	双足根部，起于跟骨粗隆，沿后正中线至跟骨后缘赤白肉际处，再沿跟骨内侧缘向前至跟骨内侧前缘止的带状区域（图 2-106）
主治病证	尾骨脱位、坐骨神经痛、尾骨骨折后遗症、臀肌筋膜炎
按摩手法	用拇指指端从足跟上向足跟底方向压推，止于尾骨反射区（图 2-107）
图　示	

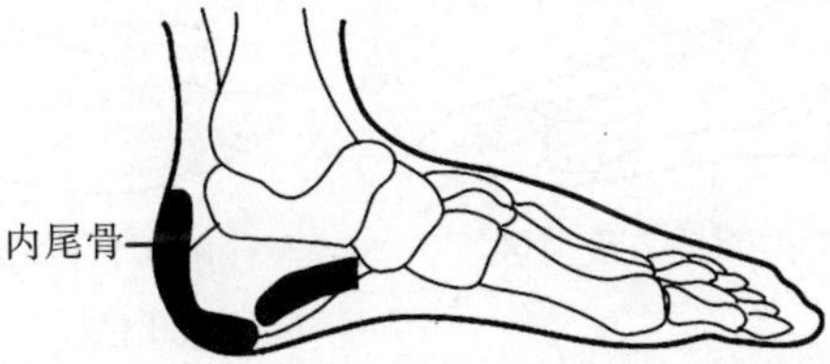

内尾骨

图 2-106　内尾骨反射区

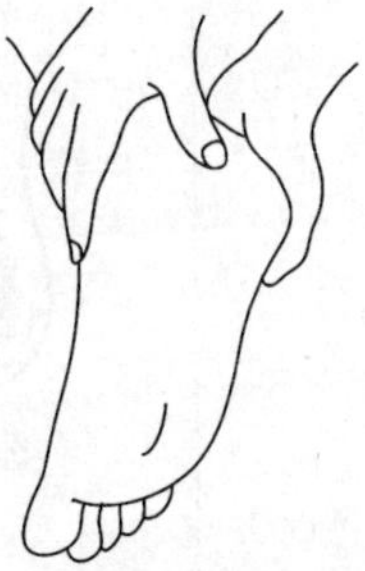

图 2-107　内尾骨反射区按摩手法

表 2-52　子宫或前列腺

位　　置	足跟骨内侧，内踝后下方的直角三角形区域；子宫或前列腺的敏感点在直角顶点处，子宫颈的敏感点在三角形斜边的上段，尿道及阴道反射区尽头处（图2-108）
主治病证	妇科疾病：子宫肌瘤、子宫脱垂、宫颈炎、子宫发育不良、月经不调、痛经；男科疾病：前列腺肥大、前列腺炎、排尿困难、尿频、血尿等
按摩手法	用拇指螺纹面由足跟向内踝后推压（图2-109）
图　　示	

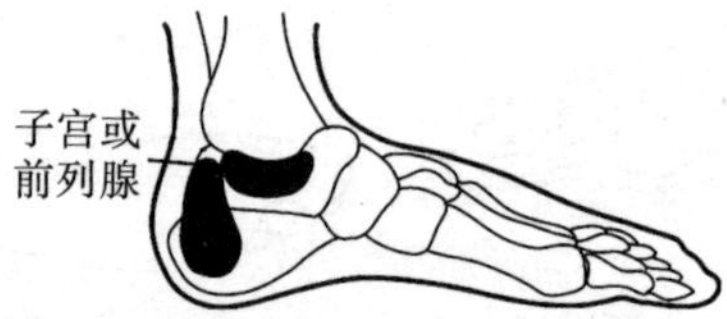

子宫或前列腺

图 2-108　子宫或前列腺反射区

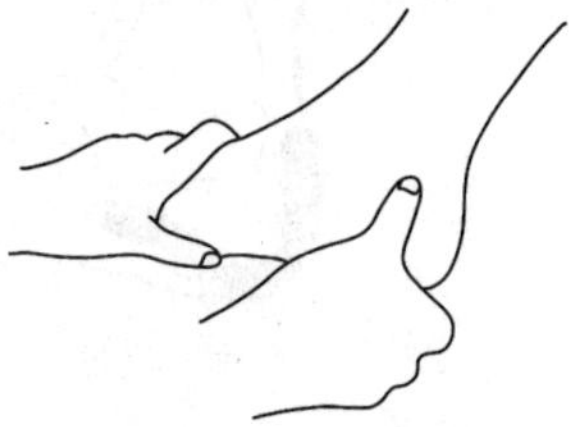

图 2-109　子宫或前列腺反射区按摩手法

表 2-53　内髋关节

位　　置	双足足内侧内踝下方的弧形凹陷区域（图2-110）
主治病证	坐骨神经痛、髋关节痛、腰背痛等
按摩手法	捏指法，围绕内踝由前向后压推（图2-111）
图　　示	

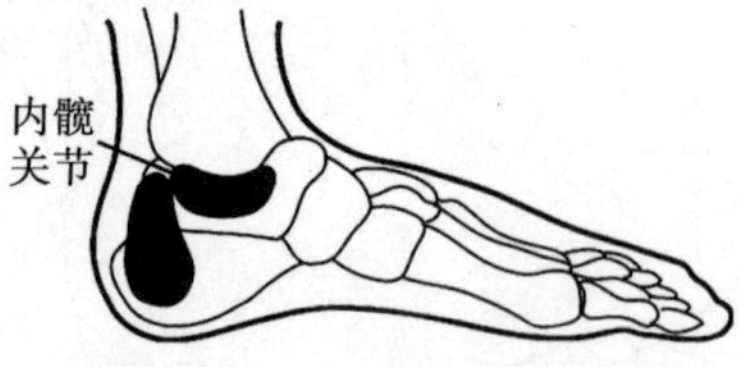

内髋关节

图 2-110　内髋关节反射区

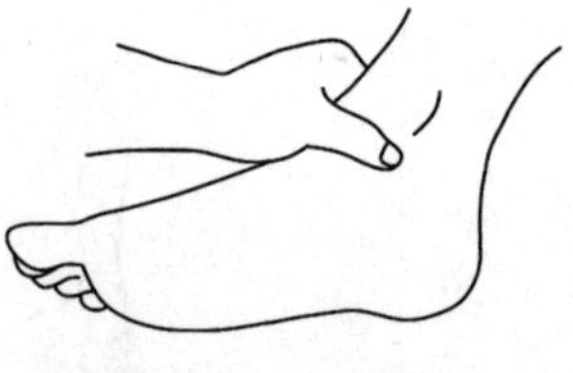

图 2-111　内髋关节反射区按摩手法

表 2-54　外髋关节

位　　置	双足外踝下方的弧形凹陷区域，与内髋关节对称（图 2-112）
主治病证	坐骨神经痛、髋关节痛、腰背痛等
按摩手法	捏指法沿着外踝关节下缘由前向后推压（图 2-113）
图　　示	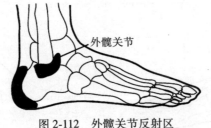 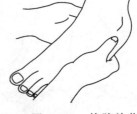 图 2-112　外髋关节反射区　　图 2-113　外髋关节反射区按摩手法

表 2-55　外尾骨

位　　置	双足足跟外侧，沿跟骨外侧后下方转向上，呈一带状区域（图 2-114）
主治病证	坐骨神经痛、尾骨脱位、尾骨骨折后遗症、臀肌筋膜炎
按摩手法	用拇指指端从足跟上向足跟底方向压推，止于尾骨反射区（图 2-115）
图　　示	图 2-114　外尾骨反射区　　图 2-115　外尾骨反射区按摩手法

表 2-56　阴茎、阴道、尿道

位　　置	足跟内侧，自膀胱反射区向上延伸至距骨和舟骨之间隙（足内侧凹沟处）（图 2-116）
主治病证	泌尿系统感染（尤其对尿道炎更有疗效）、阳痿、早泄及阴道炎
按摩手法	足部保持外展姿态，一手固定足前部，另一手用单示指叩拳法自膀胱反射区沿内踝下方向后上方压刮（图 2-117）
图　　示	

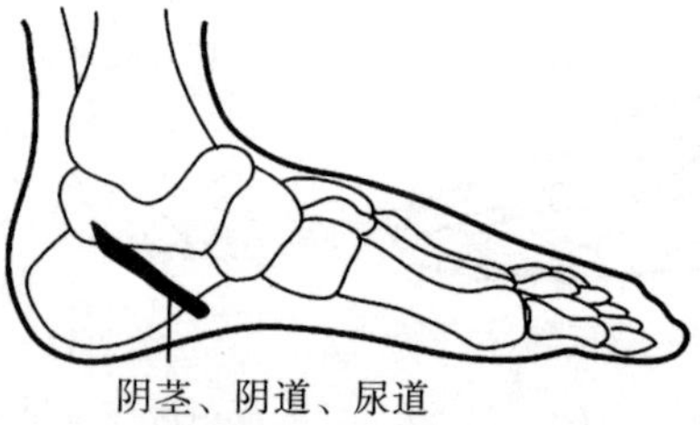

阴茎、阴道、尿道

图 2-116　阴茎、阴道、尿道反射区　　图 2-117　反射区按摩手法

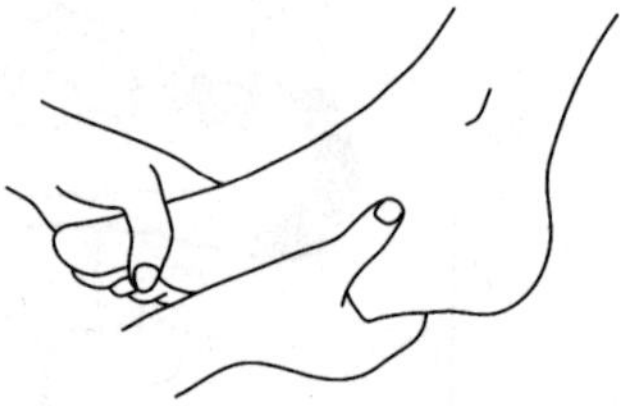

表 2-57　腹股沟

位　　置	内踝尖前上方凹陷处，下身淋巴结反射区上方约 1 厘米处（图 2-118）
主治病证	生殖系统慢性疾病、性功能障碍、疝气等
按摩手法	捏指法，用指腹定点按揉（图 2-119）
图　　示	

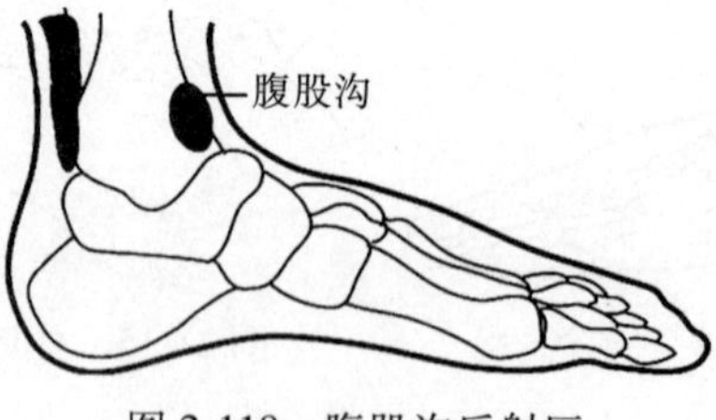

腹股沟

图 2-118　腹股沟反射区　　　　图 2-119　腹股沟反射区
按摩手法

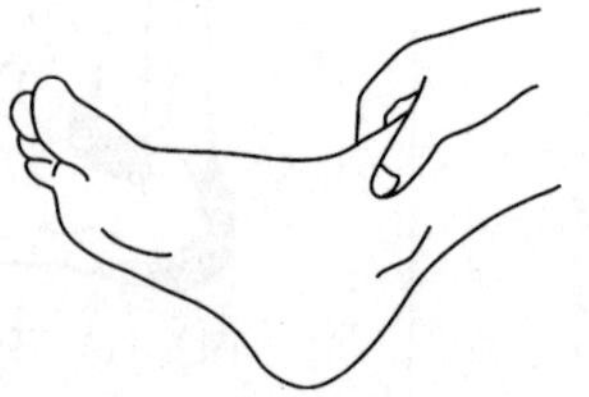

表 2-58　直肠、肛门反射区

位　置	双腿胫骨内侧后方，趾长屈肌腱间，约踝骨后方起向上延伸至四指宽的带状区域（图 2-120）
主治病证	痔疮、便秘、直肠炎、静脉曲张、肛裂等
按摩手法	用拇指指端自内踝后向小腿方向推摩（图 2-121）
图　示	

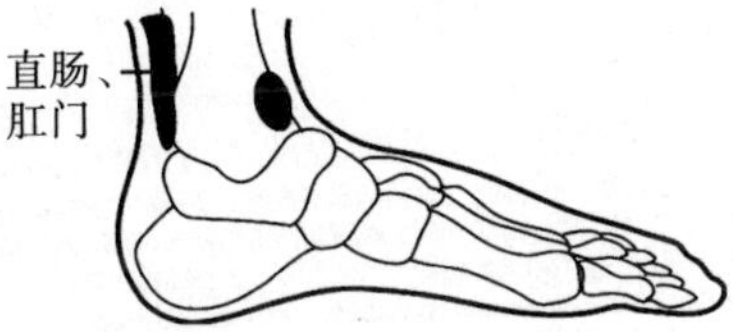

图 2-120　直肠、肛门反射区　　　　图 2-121　直肠、肛门反射区按摩手法

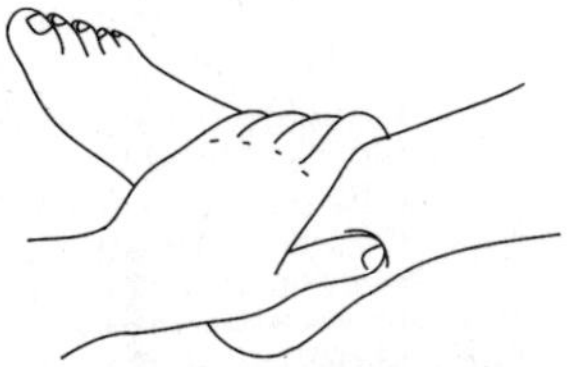

表 2-59　内侧坐骨神经

位　置	双小腿内侧，双足内踝关节后方凹陷处（太溪穴）起，沿胫骨后缘上行至胫骨内侧踝下方凹陷处（阴陵泉穴）为止的一带状区域 注意：内侧坐骨神经反射区与直肠及肛门反射区起点相同，位置重叠，但直肠及肛门反射区较短（图 2-122）
主治病证	坐骨神经痛，坐骨神经炎，下肢各部位的痿、痹、瘫、痛、麻，糖尿病，糖代谢失调等
按摩手法	捏指法，由踝关节向膝关节方向推压（图 2-123）
图　示	

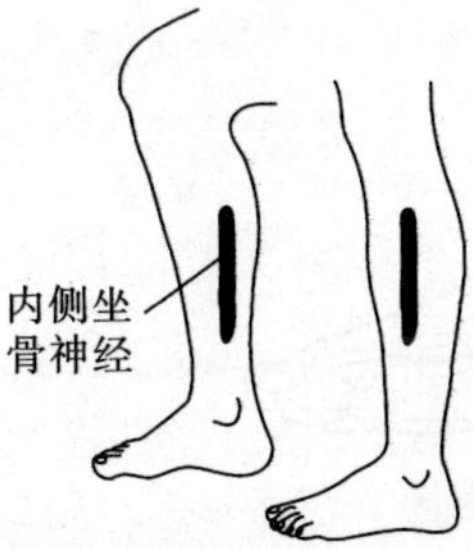

图 2-122　内侧坐骨神经反射区　　　　图 2-123　内侧坐骨神经反射区按摩手法

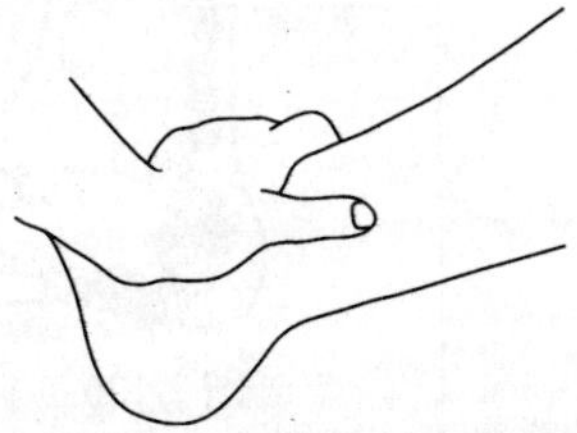

表 2-60　外侧坐骨神经

位　置	双小腿外侧，沿腓骨前缘向上延伸至腓骨小头前下方的凹陷处（阳陵穴）的一带状区域（图 2-124）
主治病证	坐骨神经炎、坐骨神经痛及下肢各部位的痿、痹、瘫、痛、麻
按摩手法	捏指法，由踝关节向膝关节方向推压（图 2-125）
图　示	 图 2-124　外侧坐骨神经反射区　　图 2-125　外侧坐骨神经反射区按摩手法

表 2-61　下腹部

位　置	双足腓骨外侧后方，自足踝骨后方向上延伸四横指的一带状区（图 2-126）
主治病证	妇科疾病，如月经不调、痛经
按摩手法	拇指指腹施力，自踝骨后方向上推按（图 2-127）
图　示	 下腹部 图 2-126　下腹部反射区　　图 2-127　下腹部反射区按摩手法

表 2-62 膝关节

位 置	双足掌外侧缘，骰骨与跟骨外侧缘之间形成的一半月形凹陷区域，赤白肉际稍上方（图 2-128）
主治病证	膝关节疼痛、膝关节炎、风湿病、韧带损伤、脂肪垫损伤等局部疾病。
按摩手法	单示指叩拳法，吸定按揉（图 2-129）
图 示	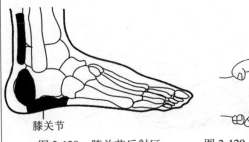 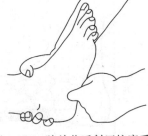 膝关节 图 2-128 膝关节反射区　　　图 2-129 膝关节反射区按摩手法

表 2-63 睾丸或卵巢

位 置	双足跟外侧，外踝后下方的直角三角形区域（与前列腺或子宫的反射区位置相对称）；输精管或输卵管的反射区在直角三角形斜边上（图 2-130）
主治病证	阳痿、月经不调、更年期综合征
按摩手法	睾丸、卵巢（生殖腺）：单示指刮压法，拇指固定于足底，用屈曲的示指桡侧缘自足跟向足尖刮压（图 2-131）
图 示	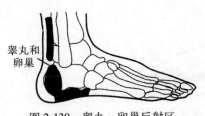 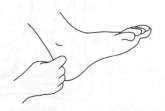 睾丸和卵巢 图 2-130 睾丸、卵巢反射区　　　图 2-131 睾丸、卵巢反射区按摩手法

表 2-64　肘关节

位　　置	双足掌外侧缘，第五跖骨粗隆与骰骨之关节突起处及前后两侧的小凹陷（图 2-132）
主治病证	肘关节外伤引起疼痛、肘关节功能障碍、网球肘、肱骨内上踝炎、尺骨鹰嘴滑囊炎等
按摩手法	用拇指指端向足跟方向按压（图 2-133）
图　　示	

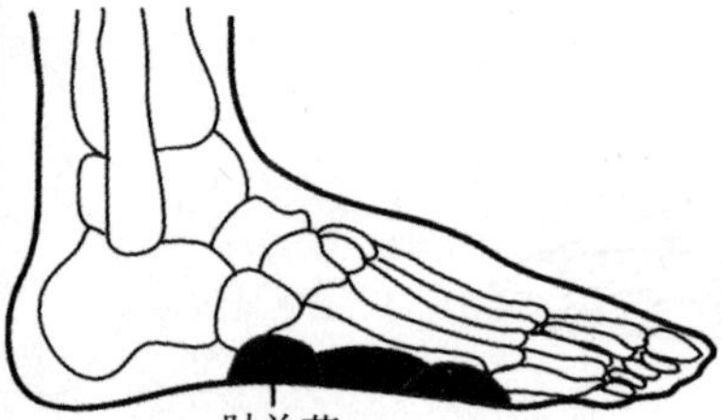

肘关节

图 2-132　肘关节反射区　　　　图 2-133　肘关节反射区按摩手法

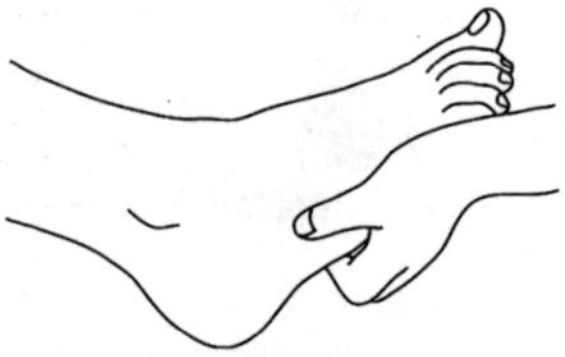

表 2-65　胸（乳房）

位　　置	双足足背第二、三、四趾骨之间，呈一圆形的区域（图 2-134）
主治病证	胸闷、胸痛、乳腺炎、乳腺囊肿、女子经期乳房胀痛等
按摩手法	双手拇指指端向足踝方向推摩（图 2-135）
图　　示	

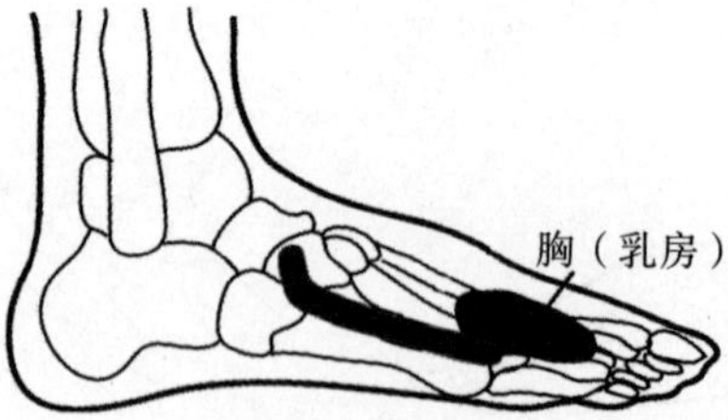

胸（乳房）

图 2-134　胸（乳房）反射区　　　　图 2-135　胸（乳房）
反射区按摩手法

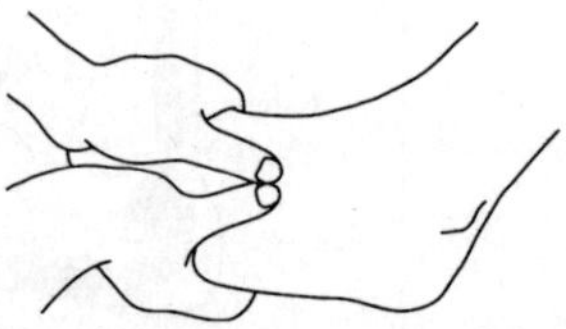

表 2-66　手臂反射区

位　　置	足外侧第五跖骨后，肩反射区与肘关节反射区之间（图 2-136）
主治病证	手臂受伤、酸痛、举抬不便、活动受限等
按摩手法	用拇指指端和示指指端相对捏压（图 2-137）
图　　示	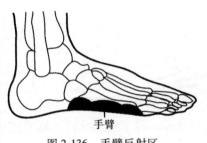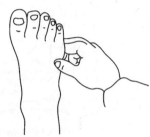 图 2-136　手臂反射区　　　图 2-137　手臂反射区按摩手法

表 2-67　肩关节

位　　置	双足掌外侧缘，第五跖趾关节突起处（图 2-138）
主治病证	肩周炎、手臂无力、肩臂酸痛、冈上肌肌腱炎等
按摩手法	单示指叩拳法，定点按揉（图 2-139）
图　　示	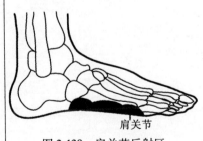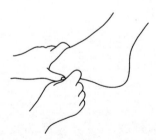 图 2-138　肩关节反射区　　　图 2-139　肩关节反射区按摩手法

表 2-68　肩胛骨

位　　置	双足背第四、五趾骨与楔骨连成的带状区域（图 2-140）
主治病证	肩周炎、落枕、冈上肌肌腱炎、肩背部肌筋膜炎
按摩手法	用拇指指端向足跟方向压推（图 2-141）
图　　示	图 2-140　肩胛骨反射区　　　图 2-141　肩胛骨反射区按摩手法

肩胛骨

第三章　足部按摩常用方法

第一节　足部按摩的常用手法

足部按摩手法的要求是持久、有力、均匀、柔和。

1. 持久

主要是要求操作时须持续一段特定时间，如果特定时间过于短暂，就会影响疗效。经过一定的训练之后，方能够达到手法运用的持久性。

2. 有力

主要是指操作时应当具备一定力量，不能软弱无力，否则达不到治疗的目的。不同部位和疾病用力也不同。因此要学会适当、有效的用力方法。

3. 均匀

主要是指操作时动作节律稳定，力量协调，使被按摩者感觉良好，收到很好的治疗效果。如果用力不均匀，患者不仅感觉很差，甚至还会疼痛、烦躁不安，肯定会大大影响疗效。因此手法均匀是按摩取得良好疗效的必要条件之一。

4. 柔和

主要是指操作手法软而不浮、重而不滞、恰到好处。切忌用蛮劲或生硬粗暴，而且在变换动作时要注意协调。

持久、有力、均匀、柔和是按摩手法的基本要求，要在长期实践中学习、体会，正确掌握需要不懈的锻炼。

下面介绍在按摩中常用的各种手法，按摩时可根据具体情况应用。

一、推法

定　义	以手掌或是手指单向直线移动于一定穴区（图3-1）
操作要领	紧贴体表用力稳健，速度缓慢均匀，在同一层次上推动
适用部位	用于足底纵向长线，治疗虚寒及慢性病痛
图　示	图 3-1　推法

二、揉法

定　义	指揉的手指按应对穴区，以肘为支点，前臂做主摆动，将力送达指部。掌揉的掌根按于相应穴区操作（图3-2）
操作要领	压力要轻柔，动作协调，有节奏感
适用部位	用于体表或是开阔穴区，治疗慢性疾病及虚证等
图　示	图 3-2　揉法

三、按法

定　义	以拇指指端或指腹垂直平压穴区（图3-3）
操作要领	着力点紧贴穴区，不可以移动。用力由轻到重
适用部位	多用于较开阔的穴区，治疗相关慢性疾病
图　示	图 3-3　按法

四、捻法

定　义	拇指、示指夹住相应穴区，两指相对做搓揉的动作（图3-4）
操作要领	动作灵活，节奏快而均匀，有一定的持续时间
适用部位	用于手指和足趾小关节的局部不适
图　示	图 3-4　捻法

五、点法

定 义	以拇指指端、拇指关节、示指关节点压穴区（图3-5）
操作要领	准确有力、不滑动，力量调节幅度较大
适用部位	多用于急症，中骨缝处的穴区和用力较大而区域较小的穴区
图 示	图 3-5　点法

六、拿法

定 义	用大拇指和示指、中指（或是其余四指）相对用力，在一定部位或是穴位上进行有节律的按捏（图3-6）
操作要领	用力要由轻而重，不可以突然用力，动作要缓和而有连贯性
适用部位	用于足部、踝部及腿部的放松治疗
图 示	图 3-6　拿法

七、擦法

定　义	用掌部附于一定的穴区，紧贴皮肤进行快速直线运动（图3-7）
操作要领	腕关节自然伸直，着力不滞，迅速往复
适用部位	用于足底各部分顺骨骼走向运动，治疗虚寒证、精神性疾病
图　示	 图3-7　擦法

八、掐法

定　义	用手指顶端指甲重刺激穴区，多以拇指与其他手指配合操作（图3-8）
操作要领	逐渐加力，时间短，不要掐破皮肤，之后再用揉法缓解不适
适用部位	多用于癫狂发作、神经衰弱时需治疗的狭小穴区
图　示	 图3-8　掐法

九、拔法

定　义	固定足底相对应关节的一端，牵拉另外一端（图3-9）
操作要领	用力均匀、适度、迅速，动作灵活和谐，要沿关节连接纵轴线，用力一致
适用部位	用于足部各关节
图　示	

图3-9　拔法

十、捏法

定　义	用大拇指与示指、中指（或是其余四指）夹住肢体，相对用力挤压（图3-10）
操作要领	在做相对挤压动作时要循序而下，均匀而有节奏
适用部位	用于整个足部或是腿部，具有舒筋通络、行气活血的作用
图　示	

图3-10　捏法

十一、拨法

定　　义	用大拇指指端或是指腹按于体表，沿横向肌肉或是肌腱进行点推动作（图 3-11）
操作要领	按住相应部位，不能在体表移动，用力要由轻而重，沉稳而有力
适用部位	用于风湿疼痛，肌肉、韧带粘连或扭伤的后期治疗
图　　示	 图 3-11　拨法

十二、摇法

定　　义	以关节做均匀的环转运动（图 3-12）
操作要领	动作缓和，用力稳健，摇动范围在生理承受范围内。由小到大，由快到慢，不僵不滞，灵活圆转
适用部位	用于足趾及踝腕等穴区，治疗慢性病、老年病和局部伤痛
图　　示	 图 3-12　摇法

十三、摩法

定　义	用掌面附着于一定穴区，以腕同臂摆动作，沿顺时针或逆时针做环形擦动（图3-13）
操作要领	动作轻柔，速度均匀协调，频率稍快
适用部位	治疗老年疾病、寒证、虚证等
图　示	图 3-13　摩法

十四、踩法

定　义	用足踩压，作用于足底底部穴区（图3-14）
操作要领	注重节律，视情况加力
适用部位	用于足底部的广泛区域，特别是前足底及足趾，治疗脑血管病、周身疲乏疼痛
图　示	图 3-14　踩法

十五、滚法

定 义	手部各指关节略曲，以掌背指侧部位贴于治疗部位，有节奏地做腕关节的屈伸和前臂旋转动作（图 3-15）
操作要领	手法按住的部位要贴紧体表，不能拖动或是跳动。按压、摆动幅度要均匀
适用部位	用于足背、足底面积较宽处，治疗风湿疼痛、麻木、肢体瘫痪等
图 示	图 3-15 滚法

第二节 足部反射区的按摩手法

把足部反射区的按摩手法掌握好，就能够收到较好的疗效，这是许多新问世的按摩器械都无法完全取代的。无论按摩器械技术怎样先进，都无法与用手按摩所感受到的柔软相比。

施行按摩手法在治疗的过程中要着重注意手法、位置、力度、节奏等。

下面的几种基本手法是根据多年临床经验，结合传统中医推拿按摩手法整理出来的。

一、示指压刮法

操作要领	一只手持足部，另一只手握成拳状，示指稍稍弯曲，拇指要固定，再以示指第二节内侧和第一关节顶点为着力点，进行由轻渐重的压刮（图3-16）
适用部位	适用于外侧尾骨、内侧尾骨等足部反射区
图　示	图 3-16　示指压刮法

二、示指横按法

操作要领	一只手持足部，另一只手握成拳状，示指微微弯曲，以示指第二指关节背侧面为着力点，进行由轻渐重的按压（图3-17）
适用部位	适用于胃、胰、十二指肠、斜方肌、肺及支气管等足部反射区
图　示	图 3-17　示指横按法

三、示指叩拳法

操作要领	一手持足部，一手握成拳状，示指微曲，拇指要固定，以示指指间关节为着力点，压刮反射区（图3-18）
适用部位	适用于足部肩关节、三叉神经、肾上腺、肾、输尿管、膀胱等反射区
图　示	图 3-18　示指叩拳法

四、示指钩拳法

操作要领	单手示指弯曲，形如钩状，以示指第一关节外侧缘为着力点，用由轻渐重的力度均匀沉稳地作用于足部反射区（图3-19）
适用部位	适用于生殖腺（足外侧）、子宫或前列腺等足部反射区
图　示	图 3-19　示指钩拳法

五、中示指捏压法

操作要领	中指指端相佐、示指指端施力捏压，以双指的指端或指腹为着力点，用由轻渐重的力度均匀沉稳地作用于足部反射区（图3-20）
适用部位	适用于足部喉、气管、食管、胸部淋巴腺、内耳迷路等足部反射区
图　示	图 3-20　中示指捏压法

六、中示指刮按法

操作要领	中指与示指弯曲并拢，以双指第一指关节顶点为着力点，用由轻渐重的力度均匀沉稳地作用于足部反射区（图3-21）
适用部位	适用于小肠等相应足部反射区
图　示	图 3-21　中示指刮按法

七、中指叩拳法

操作要领	一只手持足部，另一只手握成拳状，中指微微弯曲，拇指要固定，以中指的指间关节为着力点，压刮足部反射区（图3-22）
适用部位	适用于足部肾上腺、肾、输尿管、膀胱、三叉神经、大脑、眼、耳、脾、横结肠、降结肠、肝、胆囊、上身淋巴结、下身淋巴结、膝、盲肠、回盲瓣等足部反射区
图　　示	图 3-22　中指扣拳法

八、拇指点揉法

操作要领	以拇指指端为着力点，作用于足部反射区做点揉的动作。用力要由轻渐重，沉稳而有力（图3-23）
适用部位	适用于足部腹股沟、肋骨、牙、上颌、下颌等反射区
图　　示	图 3-23　拇指点揉法

九、拇示指钳压法

操作要领	拇指指端相佐、示指指端施力钳压，以示指第一指节侧面及拇指点端为着力点，用由轻渐重的力度均匀沉稳地作用于足部反射区（图3-24）
适用部位	适用于颈椎、甲状旁腺等足部反射区
图　　示	 图3-24　拇示指钳压法

十、单拇指点竖刮法

操作要领	以右手拇指点第一指关节顶点处为着力点，先轻按，后力度渐渐加重，最后平稳均匀地作用于相对应足部反射区上（图3-25）
适用部位	适用于大脑、额窦、斜方肌、肺、生殖腺等对应足部反射区
图　　示	 图3-25　单拇指点竖刮法

十一、双拇指点推按法

操作要领	以双手拇指指端为着力点，同时作用于相对应足部反射区上，用力只需中等，重要的是要平稳均匀（图3-26）
适用部位	适用于肩胛骨、胸、腹腔神经丛等对应足部反射区
图　示	图 3-26　双拇指点推按法

第四章　常见病的足部按摩疗法

第一节　常见内科疾病的足部按摩

一、咳嗽

咳嗽是机体对侵入气道病邪的保护性反应。中医学将有声无痰称咳，有痰无声称嗽。临床上两者常并见，通称咳嗽。凡外感或内伤导致肺气上逆，便致咳嗽。

中医学认为咳嗽多为外邪侵袭，肺气失宣所为，也可由于脏腑功能失调，累及肺脏，肺气失肃降而发生。咳嗽是呼吸系统疾病的主要症状之一，有急性、慢性之分。前者为外感咳嗽，一般起病多较急、病程较短；后者为内伤咳嗽，一般起病较慢。

治疗咳嗽，不要先急于止咳，而是要积极消除引发咳嗽的各种病理因素，如消炎、化痰、增强机体的免疫功能等。

足部按摩对本病有一定的疗效。

【临床表现】

伴有气喘、咽痛、声音嘶哑、咳痰或低气怯声等症状。

【有效反射区】

肾、肾上腺、肺及支气管、脾、输尿管、膀胱、甲状旁腺、喉、气管、声带、扁桃体、上身淋巴结反射区（图4-1）。

【按摩手法】

（1）揉按肾上腺、肾、脾、输尿管、膀胱及甲状旁腺反射区，每个反射区按 10~30 次。

（2）揉按喉及气管、肺及支气管、上身淋巴结及扁桃体反射区，每个反射区按 50~100 次。

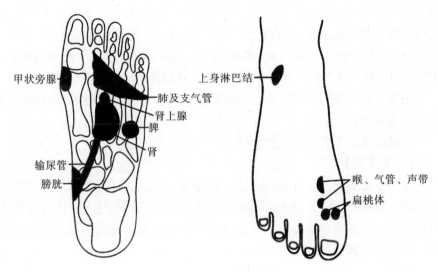

甲状旁腺

肺及支气管

肾上腺

脾

肾

输尿管

膀胱

上身淋巴结

喉、气管、声带

扁桃体

图 4-1　咳嗽足部反射区

爱心贴士

（1）休息可减轻病情，所以咳嗽患者要注重休息。

（2）忌冷、酸、辣食物，戒烟酒，多喝水，可补充身体上消耗过多的水分；饮食宜清谈。

（3）患者应加强体育锻炼，增强体质，保持身体温暖，避免身体再感风寒。

（4）接触新鲜空气，有的患者在山中休养，痊愈很快，这是因新鲜空气不会加重刺激肺和气管的缘故。

二、哮喘

哮喘俗称"气喘"，是一种反复发作的过敏反应性疾病，是由于气管和支气管对各种刺激物的刺激不能适应，而引起的支气管平滑肌痉挛、黏膜肿胀、分泌物增加，从而导致支气管管腔狭窄。哮喘可发生于任何年龄，一年四季都可发作，尤以寒冷季节气候急剧变化时发病较多。哮喘分为外源性哮喘和内源性哮喘两种。外源性哮喘常因过敏性体质的患者吸入过敏源如药粉、灰尘等，引起支气管平滑肌痉挛、收缩，黏膜充血、水肿、分泌增加，广泛性小气管狭窄，哮喘发作；内源性哮喘常由于呼吸道感染，寒冷空气，刺激性气体，生物、物理、化学或精神刺激等因素所诱发。

中医学认为痰宿内伏于肺，遇外邪、饮食、情志、劳倦等诱因触动肺中伏痰而发病。

足部按摩对本病有一定的疗效。

【临床表现】

哮喘发作前，往往有先兆症状，如鼻塞、流涕、打喷嚏等，若不及时治疗则出现带有哮鸣音的呼吸困难，持续数分钟至数小时，可自行或经治疗后缓解，严重的可延续数日、数周或呈反复发作。长期反复发作常并发慢性支气管炎和肺气肿。

【有效反射区】

肾、肾上腺、脑垂体、输尿管、膀胱、肺及支气管、颈部淋巴结、鼻、横结肠、升结肠、直肠、胃、胆囊及肝反射区（图4-2）。

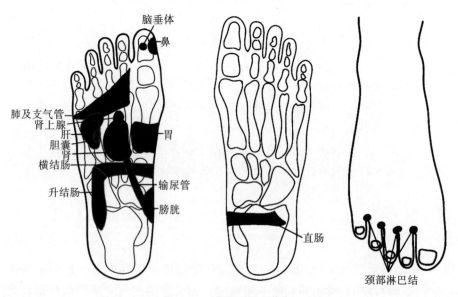

图4-2　哮喘足部反射区

【按摩手法】

（1）点按肾、肾上腺、脑垂体、膀胱、胃、胆囊、肝、肠反射区各50~100次，按摩力度以局部感到胀痛为度。

（2）向下推按输尿管、肺反射区各50~100次，推按速度以每分钟30~50次为宜，以有酸胀感为佳。

（3）点按鼻、头颈淋巴结反射区各100次。

（4）推按升结肠、横结肠、直肠反射区各50次。

爱心贴士

（1）冬天应注意防寒，治疗期间如感风寒则效果差，疗程会延长。

（2）不食生冷食物，少食辛辣肥甘食品，戒烟酒，断绝痰热之源。

（3）根据患者身体状态，应做适当运动，以增强体质。

（4）对过敏引起的哮喘，应防止与过敏源接触。

三、慢性支气管炎

慢性支气管炎简称慢支，是常见病、多发病，多见于呼吸系统功能较弱者，是由急性支气管炎未及时治疗，经反复感染，长期刺激，如吸烟、吸入粉尘、病毒细菌感染、机体过敏、气候变化及大气污染等诱发导致而形成。

中医学认为，有风寒、风热、燥火、七情伤感、脾虚不运、湿痰浸肺、阴虚火灼、肺失宣降、气逆于上而咳喘咯痰，形成慢性支气管炎。

足部按摩对本病有一定的疗效。

【临床表现】

主要症状为反复性慢性咳嗽、咯痰、伴有气喘等。且早、晚咳嗽加重，痰多呈白色，稀薄或黏稠痰。若经久不愈，可变生他病。

【有效反射区】

肺及支气管、心、脾、喉、气管、声带、胸部淋巴结及胸椎等反射区（图4-3）。

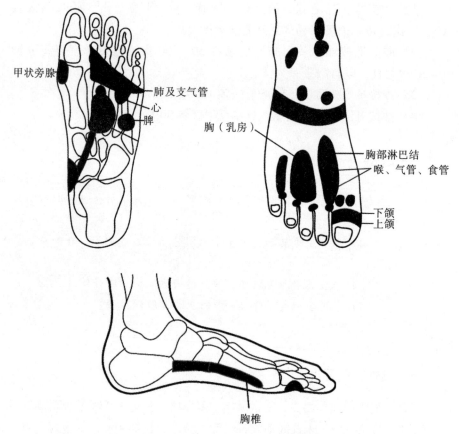

甲状旁腺

肺及支气管
心
脾

胸（乳房）

胸部淋巴结
喉、气管、食管

下颌
上颌

胸椎

图 4-3　慢性支气管炎足部反射区

【按摩手法】

（1）肺及支气管反射区每次推压 30~50 次。

（2）喉、气管、声带反射区每次按揉 30~50 次。

（3）甲状旁腺、心、脾反射区每次按揉 30 次。

（4）胸部淋巴结每次刮压 30~50 次。

（5）胸部淋巴结、胸椎反射区每次推压 30 次。

爱心贴士

（1）平时注意保暖，尤其是下肢及足部。

（2）多吃具有止咳、平喘、祛痰、温肺、健脾作用的食品，如枇杷、白果、柚子、山药、百合、海带、栗子、紫菜等。

（3）适当进行体育锻炼，要选择一些不太激烈的运动项目，便于改善呼吸系统功能，增强机体对寒冷和疾病的抵抗力。

（4）戒烟。

（5）避免吸入有害气体、尘埃。

四、高血压

高血压主要是由于高级神经中枢调节血压功能紊乱所引起的、以动脉血压持续升高为主要表现的一种慢性疾病，常引起心、脑、肾等重要器官的病。

中医学认为，引起血压升高的原因是情志抑郁、愤而忧思，以致肝气郁结、化火伤阴；或饮食失节、饥饱失宜、脾胃受伤、痰浊内生；或年迈体衰、肝肾阴阳失调等。高血压分原发性和继发性两种。原发性高血压称为高血压病，是以血压升高为主要临床表现的一种疾病，多因肝肾阴虚、肝阳上亢所致。继发性高血压是指在某些疾病中并发血压升高，又称症状性高血压，是肾脏病、糖尿病、内分泌疾病、颅内病变等所引起的一种症状。

足部按摩对高血压有较好的疗效。

【临床表现】

早期可无明显症状，随着病情的发展，可出现：头痛、头晕、耳鸣、眼花、烦闷、失眠、记忆力减退、乏力、四肢麻木、颈项强痛等，晚期常可并发心脑血管及肾脏疾患。

【有效反射区】

大脑、脑垂体、颈项、肾、肾上腺、输尿管、膀胱、肝、肺及支气管、腹腔神经丛、心及血压点反射区（图4-4）。

【按摩手法】

（1）单指叩拳按揉肾上腺、肾、膀胱、肝、颈项、心及大脑反射区，各50~100次。

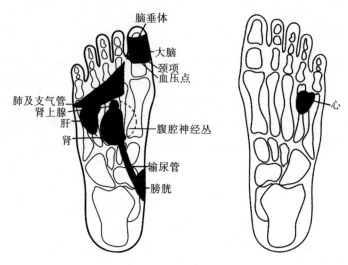

图 4-4　高血压足部反射区

（2）单指叩拳由下向上推压输尿管反射区，肺及支气管反射区由内向外推压，各 50~100 次，力度适中。

（3）点按血压点、脑垂体上 50 次，力度以酸痛为宜。

（4）双指叩掌刮压腹腔神经丛反射区，50~100 次。

爱心贴士

（1）勿盲目降压，须找出病因，对症治疗。

（2）如果已被医生诊断为高血压病，应按医嘱吃药，不可随便停药。

（3）养成良好的生活习惯，如戒烟酒。饮食宜清淡，超重者应注意减轻体重，尤其要减少盐的摄入量。

（4）生活规律，保证充足的睡眠，避免情绪波动和精神刺激。

（5）避免过劳，适量参加体育锻炼。

（6）减少房事，并缩短房事时间，40 岁以上更宜节制。

（7）工作环境和居住房间的色调最好是绿色、蓝色等冷色调，它能使情绪安稳不易发生冲动。

五、低血压

低血压是由于高级神经中枢调节血压功能紊乱所引起，以体循环动脉血压偏低为主要症状的一种疾病。一般以成年人上臂肱动脉血压低于90/60mmHg，老年人低于100/70mmHg作为标准。低血压分为急性和慢性两大类。急性低血压表现为血压由正常或较高水平突然明显下降；慢性低血压有体制性低血压、体位性低血压、内分泌功能紊乱所致的低血压等。

低血压的发生与肾精不足、心脾两虚、气血不足以及痰阻气机有关。足部按摩对本病有一定的疗效。

【临床表现】

典型症状有头晕、头痛、耳鸣、失眠、心悸、消瘦、面色苍白、两眼发黑、站立不稳、全身乏力、食欲不振及手足冰凉等。

【有效反射区】

大脑、甲状腺、肺及支气管、肾上腺、肾、输尿管及膀胱反射区（图4-5）。

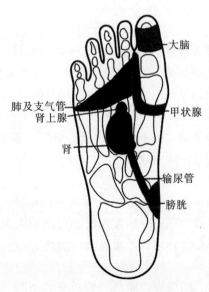

图 4-5　低血压足部反射区

【按摩手法】

（1）单示指叩拳法按揉膀胱、肾上腺及肾反射区，各50~100次。

（2）单示指叩拳法推压大脑、甲状腺、肺及支气管、输尿管反射区，各50~100次。

爱心贴士

（1）患者生活要有规律性，加强营养，戒烟酒。

（2）保持良好的精神状态，适当加强锻炼，提高身体素质，改善神经、血管的调节功能，加速血液循环。

（3）每日清晨可喝些淡盐开水，或吃稍咸的饮食以增加饮水量。

（4）每餐不宜吃得过饱，以免因太饱使回流心脏的血液相对减少。

六、冠心病

冠心病是一种最为常见的心脏病，因冠状动脉狭窄、供血不足而引起的心肌功能障碍和（或）器质性病变，因此又称缺血性心肌病。高血压、高血脂、内分泌疾病或生气、劳累、紧张、失眠、过饥、过饱、气候变化等，均可诱发本病。

冠心病属于中医学的"真心痛"、"厥心痛"、"胸痹"等病的范畴。

足部按摩对本病有一定的疗效。

【临床表现】

冠心病的主要症状表现为胸腔中央发生一种压榨性的疼痛，并可迁延至颈、颌、手臂及胃部。在冠心病发作时，可能引起其他症状有眩晕、气促、出汗、寒战、恶心及昏厥，严重患者可能因为心力衰竭而死亡。

【有效反射区】

肾、腹腔神经丛、输尿管、膀胱、胃、十二指肠、脾、胸（乳房）及胸部淋巴结反射区（图4-6）。

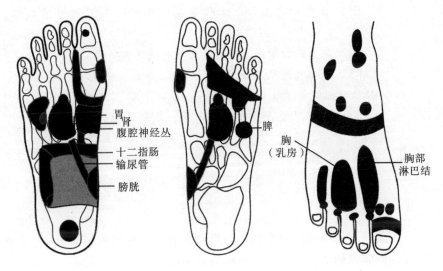

图 4-6　冠心病足部反射区

【按摩手法】

（1）点按肾。

（2）点刮腹腔神经丛，并从足趾向足跟方向推按输尿管反射区各 2 分钟。

（3）点按膀胱反射区 2 分钟。

（4）推胃、十二指肠及脾反射区各 1 分钟。

（5）由轻到重推按心反射区 2 分钟。

（6）推按胸，刮动胸部淋巴结反射区各 1 分钟。

（7）每日按摩 2 次。取双足，可由他人按摩，也可自己按摩。10 日为 1 个疗程。

爱心贴士

（1）注意劳逸结合，工作量要适中，切不可做力不从心之事。

（2）避免精神紧张，情绪稳定可以减少本病的发生。

（3）当心脏感到不适时，可以坐在床边，将脚放在地板上，这样做可以缓解症状。

（4）戒烟限酒，多吃新鲜水果、蔬菜及低热量、高蛋白的食物。

七、心绞痛

心绞痛是冠状动脉供血不足，心肌急剧的、暂时缺血与缺氧所引起的以发作性胸痛或胸部不适为主要表现的临床综合征，是中老年人常见的心血管疾病。多是胸骨后心前区突然出现持续性疼痛、憋闷感，疼痛常放射到左肩。

足部按摩对本病有一定的疗效。

【临床表现】

心绞痛症状多表现为压榨性疼痛、闷胀性或窒息性疼痛、咽喉部有紧缩感，也有些患者仅有胸闷。严重者偶伴有濒死的恐惧感觉，往往迫使患者立即停止活动，伴有出冷汗。

【有效反射区】

肾、输尿管、膀胱、肾上腺、胃及心反射区（图4-7）。

【按摩手法】

（1）重点推按肾、输尿管、膀胱及肾上腺反射区，力度以出现酸胀感为宜。

（2）按压胃反射区，使胃不再产生胀气经横膈膜压迫心脏。

（3）按压心脏反射区，力度适中。

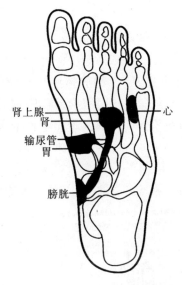

肾上腺
肾
输尿管
胃
膀胱
心

图 4-7　心绞痛足部反射区

爱心贴士

（1）控制盐的摄入量，心绞痛的患者每天的盐摄入量控制在6克以下。

（2）少吃脂肪，减少热量的摄取。高脂饮食会增加血液的黏稠度，使血脂增高，高脂血症是心绞痛的重要诱发原因之一。

（3）适当的体育锻炼，提高免疫力，增强心脏功能。

八、中风后遗症

中风后遗症包括脑血栓、脑栓塞、脑出血和蛛网膜下隙出血等的后遗症。除脑血栓形成发病较缓外，其余发病都很急促。中风后遗症以猝然昏仆、不省人事、半身不遂、口眼歪斜、语言不利为主要症状的疾病。

中医学认为本病主要是情志失调、饮食不节、精气亏虚导致阴阳失调，气血逆乱所致，恢复期因风火痰瘀之邪留滞经络，故仍有半身不遂、口噤不语等后遗症。

足部按摩对本病有一定的疗效。

【临床表现】

主要有偏瘫（半身不遂）、半侧肢体障碍、肢体麻木、偏盲、失语、交叉性瘫痪、交叉性感觉障碍、外眼肌麻痹、眼球震颤、构语困难、语言障碍、记忆力下降、口眼歪斜、吞咽困难、呛食呛水、共济失调、头晕头痛等症状。

【有效反射区】

肾、输尿管、膀胱、额窦、脑垂体、心、肺及支气管、胃、升结肠、降结肠、横结肠及甲状腺反射区（图4-8）。

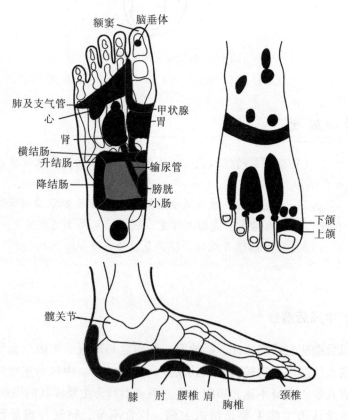

图4-8 中风后遗症足部反射区

【按摩手法】

（1）点按肾反射区。

（2）从足趾向足跟方向推按输尿管反射区，点按膀胱反射区各2分钟。

（3）刮动额窦、脑垂体、心、肺及支气管、胃、升结肠、降结肠及横结肠反射区各2分钟。

（4）从前向后刮动肩、肘、膝、颈项、胸椎及腰椎反射区各1分钟。

（5）捏按甲状腺反射区，推按髋关节，上、下颌反射区各1分钟。

（6）每日按摩2次。取双足，可由他人按摩，也可自己按摩。10日为1个疗程。

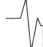

爱心贴士

（1）要按时睡、定时起，保证充足的睡眠。

（2）适量运动，增强体质，提高机体的抗病能力。在运动过程中，如出现异常症状，如头痛、头晕、心慌、恶心、呕吐等，要立即停止运动。

（3）中风偏瘫患者常伴有精神情绪的改变，诸如紧张、焦虑、忧愁、烦躁、易怒、易激动、恐惧等。这些不良的情绪，极易加重病情，导致中风的再次复发。因此，必须在医生的指导下，培养乐观愉快的情绪，以保持良好的精神状态。

（4）中风后遗症患者大多对口渴不敏感，因此要养成适当的饮水习惯。

（5）控制高血压、高血脂、高血糖是预防中风的重点。

九、呃逆（打嗝）

呃逆又称打嗝。呃逆可单独发生，其症状轻微，也可继发于其他急慢性疾病。其病因多与胃、肠、腹膜、纵隔、食管的疾病有关，不良精神因素、寒冷刺激或饮食不当常为诱发因素。若想快速止嗝，可及时刮拭呃逆穴和鱼腰穴。

足部按摩对本病有一定的疗效。

【临床表现】

患者自觉胸闷气逆，喉间呃逆连声，声短而频，不可自制，甚至妨碍说话、咀嚼、呼吸和睡眠，间隙时间不定。

【有效反射区】

横膈膜、胃、横结肠、升结肠、降结肠、乙状结肠及直肠反射区（图4-9）。

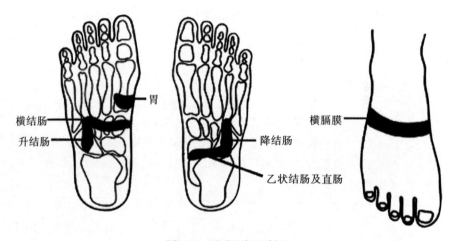

图 4-9　呃逆足部反射区

【按摩手法】

（1）被按摩者取用仰卧位，放松身体，伸直双腿，同时做 3～5 次深呼吸。按摩者双手示指屈曲，以示指桡侧滑按被按摩者足部的横膈膜、胃反射区，每个反射区按压 50～100 次。

（2）按摩者一手扶住被按摩者的足跟部，另一只手的示指、拇指略微张开，其余三指握成拳状。接着，拇指与示指相对用力，压刮被按摩者横结肠、升结肠、降结肠、乙状结肠及直肠反射区，每个反射区 50～100 次。力度以被按摩者感觉胀痛为宜。

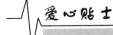

（1）如果持续不停地打嗝，可能是胃、横膈、心脏、肝脏疾病所表现的症状，应当及时去医院进行细致的诊治。

（2）日常进食时发生呃逆可以暂停进食，做几次深呼吸，在短时间内可以止住。

（3）不宜吃生冷食品、煎炸类难消化的食品，如刀豆、生姜、枇杷等食物有温胃通气止呃的作用，呃逆者可适量选食。

十、胃脘痛

胃脘痛是以上腹部经常发生疼痛为主症的消化道疾病，多见于急慢性胃炎，胃、十二指肠溃疡，胃神经功能症。也见于胃黏膜脱垂、胃下垂、胰腺炎、胆囊炎及胆石症等病。

中医学认为，胃脘痛的病位在胃，与肝、脾两脏关系密切。气候寒冷、饮食不节、情志不调常是此类疾病的重要诱因。

足部按摩对本病有一定的疗效。

【临床表现】

胃脘痛的主要症状是上腹痛，规律性不明显，进食后上腹部不适、打嗝、胀气、恶心、呕吐、腹泻、胸闷等。每种疾病表现的症状不同，若是食管疾病常伴随胸闷、胃灼热（烧心）、吐酸水、打嗝等症状；若是胃溃疡则伴随空腹疼痛、打嗝具酸味，甚至吐血等症状。

【有效反射区】

肾、输尿管、膀胱、胃、脾、肝、十二指肠、大脑、食管、小肠反射区（图4-10）。

【按摩手法】

（1）拇指揉压大脑、肝、胃、十二指肠、脾反射区，各30~50次。

（2）示指刮压膀胱、输尿管、肾、食管、小肠反射区，各30~50次，力度适中。

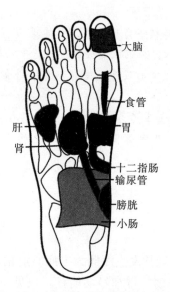

图 4-10　胃脘痛足部反射区

爱心贴士

（1）首先要纠正不良的饮食习惯。饮食要有规律，少食多餐，忌食辛辣刺激性食物，戒烟酒。

（2）平时的饮食应供给富含维生素的食物，以利于保护胃黏膜和提高其防御能力，并促进局部病变的修复。

（3）保持心情舒畅，合理安排工作和休息，避免精神过度紧张和过度疲劳。

（4）不用或慎用对胃黏膜有刺激性的药物，如需服用，可在饭间或饭后服用。

十一、慢性胃炎

慢性胃炎是由于不良饮食习惯、长期忧思恼怒、烟酒或某些药物长期刺激的原因而造成的胃黏膜慢性炎症或萎缩性病变。

足部按摩对本病有一定的疗效。

【临床表现】

进食后有饱胀感、嗳气，还伴有食欲减退、恶心、呕吐等症状。此时，患者应改善饮食习惯，内调外养，治疗效果将事半功倍。

【有效反射区】

肾、大脑、脾、胃、十二指肠、食管、气管、肝脏、小肠反射区（图4-11）。

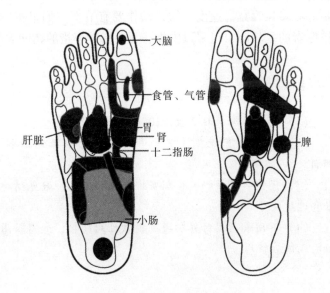

大脑

食管、气管

肝脏

胃　肾

十二指肠

脾

小肠

图 4-11　慢性胃炎足部反射区

【按摩手法】

（1）被按摩者躺在床上，放松身体，伸直双腿。按摩者将双手分别置于被按摩者足的两侧，拇指放在其足底，其余四指置于足背，沿着足趾至足跟方向推按 10 次。用力应均匀、连贯。然后，按摩者一只手握住被按摩者的足部，另一只手半握拳，以示指中节近第一指间关节背侧按压其肾脏、大脑、脾脏、胃、十二指肠反射区，各 50～100 次。力度可稍微重一些，以局部胀痛为宜。

（2）按摩者一只手扶稳被按摩者的足部，另一手拇指指端沿着足趾向足跟的方向推压足侧，然后以拇指推压食管、气管反射区50~100次，力度以被按摩者获得胀痛感为度。接着，按摩者以示指、中指的第一指间关节顶点施力刮压肝脏反射区50~100次。刮压时要沿着足跟向足趾的方向，压刮的范围可以稍大一些。动作要灵活，用力要均匀并逐次加重。

（3）按摩者一只手扶稳被按摩者的足部，另一只手的拇指腹固定于示指侧，其余四指屈曲，以示指、中指、环指、小指屈曲的第一指间关节压刮其小肠反射区，刮压方向为由足趾向足跟端，反复50~100次，力度要均匀，以足底心发热为宜。速度宜快，动作要有节奏。如果按摩者的手比较大，被按摩者的足较小，可采以中指、无名指、小指的指间关节压刮。

爱心贴士

（1）足部按摩每日2次，10天为一个疗程。

（2）饮食要有规律，少食多餐，忌食辛辣刺激性食物及烟酒。

（3）保持心情舒畅，合理安排工作和休息，避免精神过度紧张和过度疲劳。

（4）不用或慎用对胃黏膜有刺激性的药物，如需服用，可在饭间或饭后服用。

十二、腹泻

腹泻是指排便次数明显超过平日习惯的频率，粪质稀薄，或含未消化食物或脓血、黏液。常伴有腹痛。每日排便量超过1000克。腹泻的原因有两种：一是饮食不适所致，可称为外因腹泻；另一种是胃肠功能不正常所致，称之为内因腹泻。腹泻分急性和慢性两类。急性腹泻发病急剧，病程在2~3周之内。慢性腹泻指病程在两个月以上或间歇期在2~4周内的复发性腹泻。

足部按摩对本病有一定的疗效。

【临床表现】

可伴有恶心、呕吐、发热、腹痛、腹胀、黏液便、血便等症状。

【有效反射区】

肾上腺、肾、输尿管、膀胱、胃、脾、小肠反射区（图 4-12）。

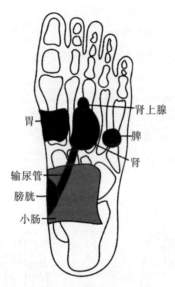

图 4-12　腹泻足部反射区

【按摩手法】

（1）着重按压肾、肾上腺、输尿管、膀胱反射区，以出现酸胀感为宜。

（2）按压胃、脾、小肠反射区，以稍有酸胀感为度。

爱心贴士

（1）发生腹泻时，一定要查清病因，对症下药。

（2）注意保暖，避免着凉。

（3）如是病毒引起的腹泻，要给患者吃些容易消化吸收的清淡食物，如面条、米粥等。

十三、便秘

凡是大便排泄不畅或排便十分困难者，皆为便秘。导致便秘的原因是由于大肠运动缓慢，水分被吸收过多，粪便干燥坚硬，滞留肠腔，艰涩难下，不易排出体外所引起。引起便秘的原因有久坐少动，食物过于精细，缺少纤维素等原因。

中医学认为，便秘主要由燥热内结、气机郁滞、津液不足和脾肾虚寒所引起。足部按摩对于本病有很好的治疗效果。

【临床表现】

其主要症状表现为排便次数减少，或由于粪质干燥、坚硬难以排出，腹内有不适感。

【有效反射区】

肾、输尿管、膀胱、肛门、横结肠、升结肠、降结肠、直肠及乙状结肠反射区（图4-13）。

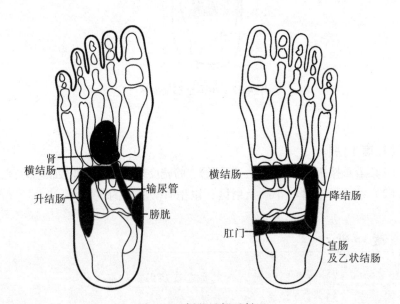

图4-13　便秘足部反射区

【按摩手法】

（1）按压肾、输尿管、膀胱反射区 3~4 次。

（2）沿着大肠排泄物的方向从横结肠起，横向推按横结肠向下划至降结肠再下划至乙状结肠至肛门，按摩 5~15 分钟。

爱心贴士

（1）保持心情舒畅，生活要有规律，按时进餐、睡眠，不要轻易打乱生物钟。

（2）早晨可空腹饮用一杯凉白开水，最好能养成定时排便的习惯。

（3）饮食上要注意少吃辛辣刺激性食物，多吃富含纤维素的食物及新鲜的蔬菜水果。饮食不要发长期过于精细。

（4）合理安排生活与工作，解除压力，劳逸结合；适当参加体育锻炼。

十四、糖尿病

糖尿病是一种由机体内分泌功能失常所引起的慢性代谢性疾病。病因是胰岛素绝对或相对不足，引起糖、脂肪、蛋白质代谢紊乱，并继发维生素、水和电解质代谢障碍。

中医学认为糖尿病是由于体内火热旺盛、津液亏乏的缘故，称之为"消渴"。认为糖尿病是由于饮食不节、情志不调、恣性纵欲、热病火燥等原因造成。创伤、精神刺激、多次妊娠以及某些药物（如皮质激素、女性避孕药等）是诱发或加重此病的因素。

足部按摩对本病有一定的疗效。

【临床表现】

糖尿病典型的症状表现为多饮、多食、多尿，疲乏、消瘦、失水，严重时可并发酮症酸中毒、昏迷等症状。

【有效反射区】

肺及支气管、肾、脑垂体、胰腺、肾上腺、腹腔神经丛、甲状腺、输尿管、胃、十二指肠、小肠等反射区（图4-14）。

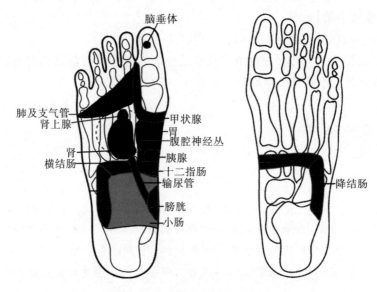

图 4-14 糖尿病足部反射区

【按摩手法】

（1）单指叩拳法推压肾上腺、肺、甲状腺、输尿管、膀胱、各肠反射区，各 50~100 次，以有酸胀感为宜。

（2）单指叩拳法点按胰、胃、脑垂体、肾、腹腔神经丛反射区，各 50~100 次，以稍有疼痛感为宜。

 爱心贴士

（1）在进行足部按摩时，按摩手法应以强刺激为主。

（2）糖尿病患者要坚持有规律的生活习惯，适当参加体育锻炼，但不得过劳。

（3）饮食应清淡，多吃新鲜蔬菜、水果，控制糖的摄入，忌食肥甘厚味。

（4）避免精神紧张，保持皮肤清洁，预防各种感染。

（5）随时注意自己的体重，戒烟，吸烟会加重病情。

十五、肥胖症

肥胖症如无明显病因可寻者称为单纯性肥胖症；具有明确病因者称为继发性肥胖症。单纯性肥胖症是指无明显诱因的而体内脂肪堆积过多、体重增加超重的一种疾病。肥胖症可始于任何年龄，但以 40~50 岁女性多见。一般而言，超过标准体重的 10%，称为过重；超过标准体重的20%~30%，称为轻度肥胖；超过标准体重的 30%~50%，称为中度肥胖；超过标准体重 50% 称为重度肥胖。

目前医学界认为引起肥胖的原因大致有两类：一类是病理性肥胖，主要是因为内分泌失调，体内脂肪代谢障碍，脂肪积而不"化"；另一类是生理性肥胖，主要是因为饮食失控，营养摄入失衡，致使体内脂肪过量堆积。

足部按摩疗法有较好的减肥效果，而且不会产生副作用。对于因内分泌失调而引起的肥胖症，足部按摩重在调节内分泌功能，从而调节体内的脂肪代谢；对于因摄食过多引起的肥胖症，足部按摩重在调节胃肠道的功能，减少食物的摄入，从而减少脂肪的堆积。

【临床表现】

由于患者肥胖程度不同，表现亦各异，轻度肥胖者一般无任何症状，中度和重度肥胖者有行动缓慢、易感疲劳、气促、负重关节酸痛或易出现退行性病变。男性可有阳痿，妇女可有月经量减少、闭经，常有腰酸，关节疼痛等症状。并易伴高血压、冠状动脉粥样硬化性心脏病、痛风、动脉硬化、糖尿病、胆石症等。

【有效反射区】

脑垂体、甲状腺、肾上腺、肾、输尿管、膀胱、十二指肠、胃、肺及支气管、小肠、生殖腺反射区（图 4-15）。

【按摩手法】

（1）胃、肾、膀胱、生殖腺、肾上腺、脑垂体反射区用示指叩拳法，各点按 50~100 次，力度稍重，以有胀痛感为宜。

（2）输尿管、肺及支气管、十二指肠、小肠、甲状腺反射区用拇指推压法，各 30~50 次，力度稍重，以有气感为宜。

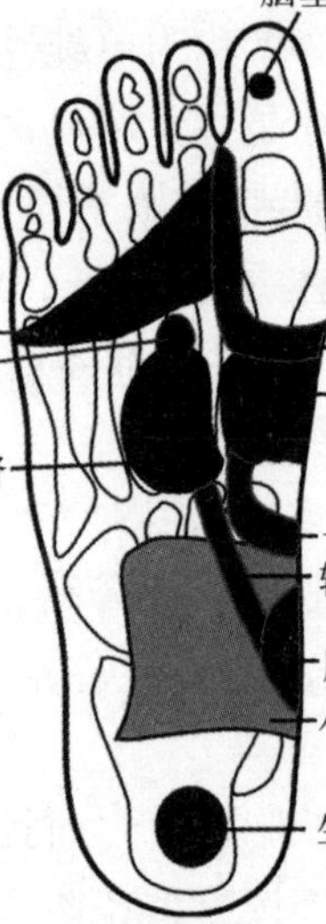

图 4-15　肥胖症足部反射区

爱心贴士

（1）在进行足部按摩时，按摩手法应以强刺激为主。

（2）要注意饮食方面的调节，进食时速度要减慢。

（3）多参加适当的体力活动和适合自身的体育锻炼。

（4）改正不良的饮食及生活习惯。

十六、三叉神经痛

三叉神经痛是一种顽固难治之症，多发于中、老年人，40岁以上者占70%～80%，女性居多。其特点是三叉神经分布区域内出现阵发性、反复发作的剧烈疼痛，疼痛发生急骤、剧烈。

本病中医称为"面痛"。由于阳明经受风寒、风毒传入而凝滞不行，故引发面痛；或由于情感内伤，郁而化火，肝火上扰所致；气血瘀滞，阻塞经络，不通则痛。

进行足部按摩，可减少疼痛发作的次数，甚至获得康复。

【临床表现】

三叉神经分布区域内出现阵发性、反复发作的剧烈疼痛，疼痛发生急骤、剧烈，间歇期长短不定，短者仅数秒，长者数小时。大多数情况下活动时易诱发，如咀嚼、刷牙、洗脸、说话、打喷嚏、转头等都可引发。多为单侧面痛。

【有效反射区】

三叉神经、大脑、脑干及小脑、眼、鼻、耳、肺及支气管、肾、输尿管、膀胱等反射区（图4-16）。

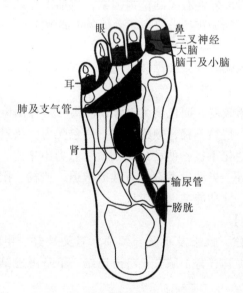

图 4-16　三叉神经痛足部反射区

【按摩手法】

（1）单指叩拳法点按三叉神经、眼、鼻、口、耳反射区，各50~100次，力度以有疼痛感为度。

（2）按揉大脑、脑干、肾、膀胱反射区，各30~50次。

（3）推压输尿管、肺反射区，各 30~50 次。

爱心贴士

（1）患者要注意休息，保持乐观情绪，避免精神紧张。
（2）不可食刺激性食物及海鲜等发物，忌烟酒。

十七、神经衰弱

神经衰弱是一种以大脑功能性障碍为特征的疾病，属神经功能症的一种类型。与神经衰弱发病有关的精神因素，包括工作和学习过度紧张、忙乱，休息和睡眠长期无规律，思想矛盾持久不能解决等。

本病属中医学"不寐""郁证"范畴。

足部按摩对本病有一定的疗效。

【临床表现】

多数患者体质较弱，面色萎黄，唇舌色淡，精神困倦，自觉躯体易疲劳，失眠，多梦，情绪不稳，烦躁易怒，倦怠无力，头晕脑胀，记忆力减退，食欲不振，消化不良，便秘或腹泻，注意力不集中，头痛，头晕，工作紧张时可晕倒等。男性患者常伴有性欲减退，遗精、阳痿及早泄；女性患者有月经不调、性功能减退等症状。

【有效反射区】

脑垂体、大脑、脑干及小脑、颈项、三叉神经、甲状腺、腹腔神经丛、心、脾、肾、耳、肾上腺、上身淋巴结、下身淋巴结、内耳迷路等反射区（图 4-17）。

【按摩手法】

（1）推压大脑、小脑、三叉神经、腹腔神经丛、颈项、耳、甲状腺、胃各反射区，各 50~100 次，力度稍重，以有酸胀感为宜。

（2）按揉肾、肾上腺、心、脾、脑垂体反射区，各 50~100 次。

（3）单示指刮压内耳迷路反射区 50 次。

（4）双指捏按上身淋巴结、下身淋巴结反射区，各按 30~50 次。

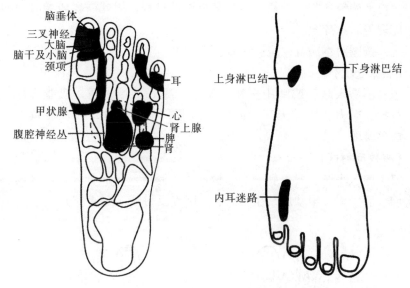

图 4-17　神经衰弱足部反射区

爱心贴士

（1）注意调整情绪，保持心情愉快。

（2）加强体育锻炼，多参加有益的社会活动。

（3）忌食甜食，甜食是让神经系统兴奋的食物，食用后会增加大脑兴奋度，加重病情。

十八、失眠

失眠又称"不寐"，是以经常不易入睡，睡后易醒，或睡后多梦为主要特征。引起失眠的原因很多，如情绪激动，精神过度紧张，神经衰弱，过度的悲哀、焦虑和兴奋，难以解决的困扰和意外的打击等，使大脑皮质兴奋与抑制失调，导致难以入睡而产生失眠。

中医学认为，无论何种原因导致的失眠，其主要的病理机制都是心、脾、肝、肾功能失调。采用足部按摩防治失眠安全有效，主要是通过刺激相应穴位来调整各脏腑功能。本病多为慢性过程，因此需要较长时间的治疗才能取得满意疗效。

足部按摩对本病有一定的疗效。

【临床表现】

患者不易入睡，或睡中多梦，易醒，醒后再难入睡，或兼心悸、心慌、神疲、乏力、口淡无味，或食后腹胀，不思饮食，面色萎黄，舌质淡，脉象缓弱。

【有效反射区】

肾上腺、小肠、肾、脾、心、输尿管、膀胱、腹腔神经丛、大肠、甲状旁腺、肝、胃、甲状腺、生殖腺、安眠点反射区（图4-18）。

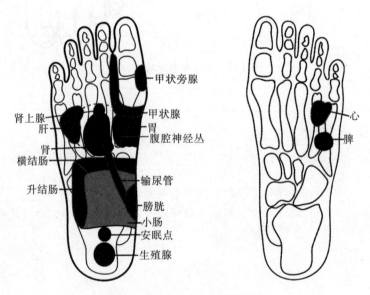

图4-18　失眠症足部反射区

【按摩手法】

（1）示指叩拳按揉心、肝、胃、肾、脾反射区50~100次，力度稍重，以有酸痛感为宜。

（2）点按腹腔神经丛、甲状腺、大肠、小肠、安眠点、甲状旁腺反射区10~30次，力度适中。

（3）刮压输尿管反射区处30~50次。

爱心贴士

　　（1）按摩时应嘱患者全身放松，意守丹田，消除心理压力，保持心情舒畅。

　　（2）睡前到户外散步一会儿，放松一下精神，上床前沐浴，或用热水泡脚20~40分钟，清除环境噪声干扰，然后就寝。

　　（3）适当加强体育锻炼，辅以精神治疗。

　　（4）睡前也可聆听平淡而有节律的音响，引导入睡。

　　（5）因疲劳引起的失眠，可以食用苹果、香蕉、橘、橙、梨等一类水果。因为，这类水果的芳香味，对神经系统有镇静作用；水果中的糖分，能使大脑皮质抑制而易进入睡眠状态。

十九、眩晕

眩晕是人体对空间的定向感觉障碍或平衡感觉障碍。发作时的特征是常常会感到天旋地转的晕，甚至恶心、呕吐、冒冷汗等自律神经失调的症状。最常见的疾病包括梅尼埃病、贫血、高血压、动脉硬化、颈椎病、神经官能症等。

足部按摩对本病有一定的疗效。

【临床表现】

眩晕轻者仅表现为眼花，头重足轻，或摇晃浮沉感，闭目即止；重者如坐车船，视物旋转，甚则仆倒。或兼目涩耳鸣，少寐健忘，腰膝酸软；或兼恶心呕吐，面色苍白，汗出肢冷等。发作间歇期长短不一，多为数月或数年发作一次，也有一月数次。眩晕可突然发病，也有逐渐加重者。

【有效反射区】

脑干及小脑、大脑、颈项、脑垂体、耳、眼、肾、肾上腺、甲状腺、肝、肺及支气管、脾、输尿管、膀胱反射区（图4-19）。

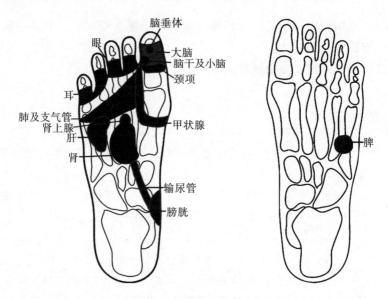

图 4-19　眩晕症足部反射区

【按摩手法】

（1）叩拳推压脑垂体、大脑、脑干及小脑、甲状腺、颈项、眼、耳反射区，各 30~50 次，力度适中。

（2）点按肺及支气管、肝、肾、肾上腺、输尿管、膀胱、脾反射区，各 10~20 次，用力适中，以局部酸痛为宜。

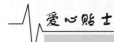

（1）保持良好的心态与愉悦乐观的心情，避免劳累过度。

（2）在饮食方面，应多吃清淡的食物，少吃高脂肪、含盐量过高、甜食或非常油腻的食物，戒烟少酒。

（3）进行适度体育锻炼，多参加一些简单的娱乐活动，以此转移注意力。

（4）工作与生活中不要过于忧虑，不要给自己添加很重的心理压力。

二十、脂血症

脂血症是以单纯高胆固醇血症或单纯高三酰甘油血症或两者兼见的血脂代谢紊乱性疾病。就病因而言，有的是由多个遗传基因缺陷与环境因素相互作用所致。有的是由饮食饱和脂肪酸过高、进食过量、吸烟、运动量少、肥胖、某些药物等引起。有的则是继发于其他疾病。所以，脂血症不是一种特定的疾病，而是一组疾病。由于血脂在血液中都是以蛋白结合的形式存在，所以又有人将脂血症称为高脂蛋白血症。脂血症与动脉粥样硬化、心脑血管病、糖尿病、脂肪肝、肾病等的发病有着密切关系，是形成冠心病的主要危险因素之一。

在中医学中无此病名，但其症状见于"眩晕、中风、脑痹"等疾病中，属"痰浊""痰痹"范畴。极少数患者可出现角膜弓，黄色瘤和脂血症眼底改变。

足部按摩对本病有一定的疗效。

【临床表现】

在通常情况下，多数患者并无明显症状和异常体征。不少人是由于其他原因进行血液生化检验时才发现有血浆脂蛋白水平升高。

【有效反射区】

大脑、脑垂体、甲状腺、胰腺、小肠、肝、胆囊、肾等反射区（图4-20）。

【按摩手法】

（1）示指叩拳在大脑、胰腺、甲状腺反射区处推压50~100次。

（2）在肝、胆囊、肾、脑垂体处按揉30~50次。

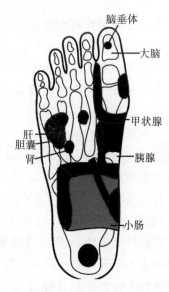

图4-20　脂血症足部反射区

爱心贴士

（1）注意合理膳食，多吃蔬菜、水果，减少动物性脂肪的摄入，多吃香菇、番茄、苹果、玉米等降脂食物。避免肥胖，保持理想体重。

（2）应当时刻保持乐观、豁达。

（3）加强运动，平时多进行慢跑、快走、骑车慢行、游泳、登山等锻炼。

二十一、头痛

头痛是多种疾病的常见自觉症状，临床上较为常见，其病因病机极其复杂。由颅内、外组织发生病理性变化引起的，称器质性头痛；没有病理变化基础的头痛，称为非器质性头痛，如神经官能性头痛。

中医学认为头痛的病因多因外感（六淫）和内伤（七情）所致。外感头痛，以风邪为多；内伤头痛，多因七情内伤、脏腑失调、气血不足所致。一般常见的有偏头痛、血管神经痛、慢性高血压头痛、感冒头痛及一些原因不明的头痛，这些头痛可能由生理性、更年期、过度疲劳、精神压抑等因素所致。

足部按摩对本病有一定的疗效。

【临床表现】

器质性头痛疼痛严重时将导致呕吐、复视、大小便失禁、视力减退，甚至神志不清等症状。另外，屈光不正、青光眼、鼻窦炎等引起的头痛也属器质性头痛；神经官能性头痛无固定部位，常伴有失眠、记忆力减退、遗精等神经衰弱症状。

【有效反射区】

肾、肾上腺、膀胱、输尿管、肺及支气管、脑垂体、大脑、脑干及小脑、三叉神经、腹腔神经丛、肝反射区（图4-21）。

【按摩手法】

（1）推压肺及支气管、肾、肾上腺、膀胱、脑干及大脑、小脑、三叉神经反射区，各推压50~100次，力度以有胀痛感为宜。

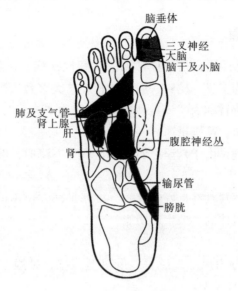

图 4-21　头痛足部反射区

（2）刮压脑垂体、肝、输尿管、腹腔神经丛反射区，各刮压 50 次，力度适中，速度平缓，以每分钟 30~50 次为宜。

 爱心贴士

（1）忌食烟、酒、咖啡、巧克力、辛辣等热性、兴奋性食品。

（2）饮食宜清淡，多食水果、蔬菜。

（3）日常生活或工作环境要安静，室内光线要柔和。

（4）保持舒畅的心情，安排一些户外活动，消除紧张情绪。

（5）因高血压引起的头痛，应慎用强刺激性的药物。

（6）对一些病因明确疾病引起的头痛，应先控制病情以缓解疼痛。突然出现剧烈头痛，兼有手足冰冷、呕吐，常常是脑血管意外的先兆表现，应马上去医院就诊检查。

二十二、感冒

感冒俗称"伤风"，是一种常见的外感性疾病，一年四季均可发病，以春、冬季节更为多见。感冒一般症状较轻，大多数天即愈。由于细菌侵袭人体而发病的感冒称为"流行性感冒"，简称"流感"，其表现为发病急骤，全身症状严重，蔓延迅速。

中医认为本病是由于六淫之邪乘人抵抗力下降时，袭于肌表而犯肺卫所致。

足部按摩对感冒具有良好的疗效，按摩足部穴位不但能够增强免疫功能，而且能增强机体的各项生理功能。

【临床表现】

中医将感冒分为风寒型感冒、风热型感冒、暑湿型感冒和时行感冒（流行性感冒）4 种类型。

（1）风寒型感冒：恶寒重，发热轻或不发热，无汗，鼻痒喷嚏，鼻塞声重，咳嗽，咯痰白或者清稀，流清涕，肢体酸楚疼痛，苔薄白，脉浮紧。

（2）风热型感冒：微恶风寒，发热重，有汗，鼻塞，流黄浊涕，咯痰稠或黄，咽喉红肿疼痛，口渴，苔薄黄，脉浮数有力。

（3）暑湿型感冒：发热不扬、头身困重、头痛如裹，胸闷纳呆、汗出不解，心烦口渴，舌苔白腻而厚，或者微微发黄，脉象浮滑有力。

（4）时行感冒：患者的症状与风热感冒的症状相似。但时行感冒患者较风热感冒患者的症状重。患者可表现为突然畏寒、高热、头痛、怕冷、寒战、头痛剧烈、全身酸痛、疲乏无力、鼻塞、流涕、干咳、胸痛、恶心、食欲不振，婴幼儿或老年人可并发肺炎或心力衰竭。

【有效反射区】

鼻、肺及支气管、肾上腺、肾、输尿管、膀胱反射区（图4-22）。

【按摩手法】

（1）向足跟方向点按肾和肾上腺反射区各 50~100 次，以微有酸痛感为宜。由足趾向足跟方向推按输尿管反射区 30~50 次，用力要均匀，力量不宜太大，以自觉酸胀为宜。

（2）点按鼻、膀胱反射区各 50~100 次。

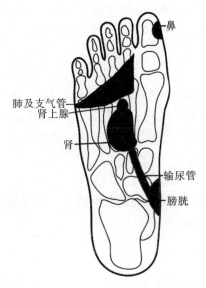

肺及支气管

肾上腺

肾

鼻

输尿管

膀胱

图 4-22　感冒足部反射区

（3）由足外侧向足内侧推按肺、支气管反射区 50～100 次。

 爱心贴士

（1）患病期间注意休息，保证充足睡眠，少食油腻食物，多喝水，吃清淡食物。

（2）在流感流行时，尽量减少出入公共场合的次数。

（3）注意室内温度，避免出现骤冷骤热变化。

（4）加强体育锻炼，注意保暖，随季节增减衣服。

（5）治疗期间，避风寒、调情志，防止风感外邪。

二十三、贫血

贫血是各种不同病因引起的综合疾病。血液中红细胞和血红蛋白明显低于正常值时称之为贫血。

　　足部按摩是治疗贫血较为有效的辅助方法，通过刺激相应的穴位，调整各脏腑的功能，尤其是脾胃生化气血的功能，从而达到补血益气的目的。

【临床表现】

　　贫血初期无明显临床表现，随着病情的进展，各种贫血症状可相继出现：头晕、乏力、易倦、耳鸣、眼花、记忆力减退，重者可见眩晕、昏厥、活动后心悸、气短，舌淡，食欲不振，面色苍白，恶心呕吐，毛发干燥、脱落等表现。

【有效反射区】

　　胃、肾、小肠、输尿管、膀胱、甲状腺、肺及支气管、心、生殖腺、肝、脾及各大肠反射区（图4-23）。

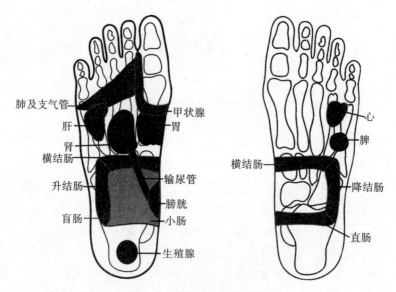

图4-23　贫血症足部反射区

【按摩手法】

　　（1）点按肾、胃、心、肝、脾、小肠、膀胱等反射区各50~100次，力度以局部酸痛为宜。

（2）由上向下推压输尿管反射区，由下向上推压甲状腺反射区，由内向外推压肺反射区，各50~100次，力度适中。

（3）生殖腺及各大肠反射区各推按30~50次，力度宜轻缓。

爱心贴士

（1）患者应加强营养，多吃一些含铁及蛋白质较多的食物，如绿色蔬菜、精瘦肉、大豆、动物肝等。忌食辛辣、生冷不易消化的食物，严禁暴饮暴食。

（2）生活要规律，注意身体保暖。

（3）注意劳逸结合，进行适当的体育活动。

第二节　常见外科疾病的足部按摩

一、落枕

落枕又称"失枕"、"颈部伤筋"，是一种常见病。落枕最常见的诱发因素包括颈部关节、韧带、肌肉不注意保暖，受到了寒冷的刺激，引起局部肌肉痉挛性收缩；或睡觉时长期的姿势欠妥、枕头使用不当，导致颈部一侧肌肉韧带收到过度牵拉，从而导致颈椎骨与关节及其周围软组织产生病理变化。

足部按摩对本病有一定的疗效。

【临床表现】

以急性颈部肌肉痉挛、强直、酸胀、疼痛及转动不灵为主要临床特征。

【有效反射区】

颈椎、颈项、肝脏、斜方肌反射区（图4-24）。

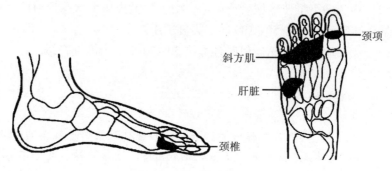

图 4-24　落枕足部反射区

【按摩手法】

（1）被按摩者坐于地面或者床上，慢慢呼吸，双腿不交叉，按摩者先将双手搓热后上下摩擦小腿肌肉，掌心移动时以带动皮下组织为宜。待局部有微热感后，按摩者一手扶住其足部，另一手示指屈曲，用指间关节按揉其颈椎反射区 50~100 次，一边揉一边向上或者向下移动。接着，再滑至颈项反射区，按压 50~100 次。注意，按摩的力量要适中，以能忍受为度。

（2）按摩者一只手握扶足部使之固定，另一只手半握拳，将中指、示指弯曲，拇指与其余二指握拳固定，然后以示指、中指的第一指间关节顶点施力刮压被按摩者肝脏反射区 50~100 次。力度要适中，以反射区产生酸胀感为宜。刮压要沿着由足跟向足趾的方向，范围可以稍大一些。动作要灵活，用力要均匀并逐次加重。

（3）按摩者一只手扶住被按摩者的足部，另一只手拇指屈曲，与其余四指分开成圆弧状，其余四指固定在足背部，以拇指指腹按推其斜方肌反射区 50~100 次。注意，拇指指腹推摩趾的内、外侧面时，指尖应斜向背侧，防止指甲伤及趾根部。力度不要过重，尽量均匀些。最后，按摩者将双手分别放在被按摩者的小腿两侧，由踝部向膝关节揉搓小腿肌肉，以助下肢静脉血向心流动，结束按摩。

爱心贴士

（1）纠正生活中的不良姿势，防止慢性损伤。

（2）枕头高低适中，注意颈部保暖，避免受寒。

（3）按摩后宜做颈项转动，动作宜和缓。

（4）治疗期间，应注意局部保暖。

二、颈椎病

颈椎病又称颈椎综合征，是指颈椎及其周围软组织发生病理改变而导致颈神经根、颈部脊髓、椎动脉及交感神经受到压迫或刺激而引起的综合征候群。本病好发于 40 岁以上成年人，男女皆可发病，是临床常见的多发病。

颈椎病多因身体虚弱、肾虚精亏、气血不足、濡养欠乏，淤血等病理产物积聚，而导致经络不通、筋骨不利而发病。本病与职业有密切的关系，颈部经常处于前屈状态易发病，如写字、打字、缝纫、刺绣、久坐办公室等。

足部按摩疗法可解除患部肌肉及血管的痉挛，改善血液循环，增强局部血液供应，促进病变组织的修复，同时有利于消除肿胀，缓解压迫，以减轻颈椎病的临床症状。

【临床表现】

发病时患者颈部活动受限，做颈部旋转活动时可引起眩晕、恶心或心慌等症状；头颈、肩臂麻木疼痛，重者肢体酸软乏力，甚则大小便失禁、瘫痪；部分患者可有头晕、耳鸣、耳痛，握力减弱及肌肉萎缩等。

【有效反射区】

三叉神经、大脑、脑干及小脑、颈项、内尾骨、骶椎、腰椎、胸椎、颈椎等反射区（图 4-25）。

【按摩手法】

（1）颈椎、颈项、三叉神经、脑干及小脑反射区用叩指法，各推压50~100 次，力度稍重，以有痛感为佳。

（2）点按大脑反射区 30~50 次。

（3）推揉内尾骨、骶椎、腰椎、胸椎反射区 30~50 次，力度稍轻。

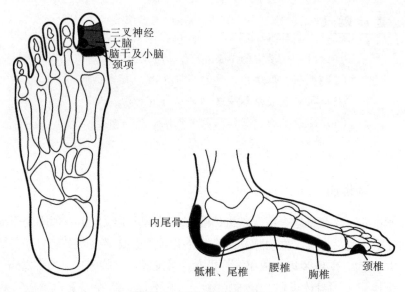

图 4-25　颈椎病足部反射区

（4）捻、探、摇、拨各个足趾，10分钟。

（5）分别转动左右足足跟，10分钟。

爱心贴士

（1）经常做颈项活动，锻炼颈部，以减轻肌肉紧张度。如果出现反复落枕，应引起重视，很可能是颈椎病的先兆。

（2）低头工作不宜过久，要避免不正常的体位，如躺在床上看电视等。

（3）避免头顶或手持重物。

（4）睡觉时不可俯卧位，枕头不宜过高、过低或过硬，并注意颈部保暖。

（5）避免和减少急性损伤。

（6）防风寒、潮湿，避免午夜、凌晨洗澡或受风寒吹袭。

三、肩周炎

肩周炎全称"肩关节周围炎"，又称"五十肩"、"漏风肩"或"冻结肩"。是以肩关节疼痛和功能障碍为主要症状的常见疾病。本病好发于50岁左右，女性发病率略高于男性，多见于体力劳动者。

中医学认为，本病的发生是由于肝肾亏损，气血虚弱，血不荣筋，或外伤后遗症，痰浊瘀阻，复感风寒湿邪，使气血凝滞不畅，筋脉拘挛而致。早期治疗非常重要。

足部按摩疗法配合肩关节功能锻炼，治疗肩周炎效果显著。

【临床表现】

早期多为肩部酸楚疼痛，呈阵发性，常因天气变化或劳累诱发；逐渐发展为持续性，引起剧烈疼痛，并可向颈部、上臂、前臂放射。肩关节运动障碍日渐加重，甚则肩峰突起，上举不便，不能做梳头、脱衣、洗脸等动作，夜间因翻身移动肩部而痛醒，肩部肌肉可有痉挛或萎缩等现象；后期引起整个肩关节僵直，活动困难，疼痛可影响夜间睡眠。

【有效反射区】

肩胛骨、颈项、斜方肌、肩胛骨、手臂等反射区（图4-26）。

【按摩手法】

（1）点按肩胛骨、手臂、斜方肌反射区各100次，力度以产生酸胀感为宜。

（2）在肩胛骨反射区找压痛点，并进行着重点按。

（3）按揉颈项反射区50~100次，力度适中，以出现酸胀感为宜。

（4）推压肩胛骨反射区50~100次，力度以胀痛为宜。

（5）搓揉足跆趾、第4趾及小趾各5分钟。

（6）左右旋转足踝，用手抓住足掌，使足踝呈车轮状旋转，每次4~6分钟。

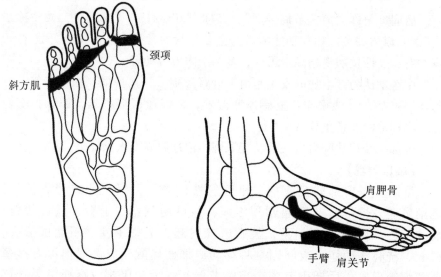

图 4-26　肩周炎足部反射区

爱心贴士

（1）每天做肩部活动锻炼，加强体育锻炼是预防和治疗肩周炎的有效方法。

（2）加强肩关节外展、上举及后伸等功能锻炼。

（3）治疗期间，避免提重物。

（4）营养不良可导致体质虚弱，而体质虚弱又常导致肩周炎。

（5）注意肩部保暖，受凉常是肩周炎的诱发因素，中老年人更应重视保暖防寒，勿使肩部受凉。

四、腰肌劳损

腰肌劳损是一种常见的腰部疾病，是指腰部一侧或两侧或正中等处发生疼痛之症，既是多种疾病的一个症状，又可作为独立的疾病，在临床上较为多见。

中医学认为，腰肌劳损系因感受寒湿、湿热、气滞血瘀、肾亏体虚或跌仆外伤所致。其病理变化常表现出以肾虚为本，感受外邪，跌仆闪挫为标的特点。临证首先宜分辨表里虚实寒热，分别施治。

足部按摩对本病有一定的疗效。

【临床表现】

长期反复发作的腰背部疼痛，呈钝性胀痛或酸痛不适，时轻时重，迁延难愈。休息、适当活动或经常改变体位姿势可使症状减轻。劳累、阴雨天气、受风寒湿影响则症状加重。腰部活动基本正常，一般无明显障碍，但有时有牵掣不适感。不耐久坐久站，不能胜任弯腰工作。弯腰稍久，便直腰困难。常喜双手捶击，以减轻疼痛。急性发作时诸症明显加重，可有明显的肌痉挛，甚至出现腰脊柱侧弯，下肢牵掣作痛等症状。

【有效反射区】

肾、肾上腺、腹腔神经丛、输尿管、膀胱、尿道、内、外侧坐骨神经、腰椎、骶椎、上、下身淋巴结、内、外尾骨反射区（图4-27）。

【按摩手法】

（1）点按肾、肾上腺反射区各2分钟。

（2）点刮腹腔神经丛，并从足趾向足跟推按输尿管反射区各2分钟。

（3）点按膀胱，拇指推掌法推尿道反射区各2分钟。

（4）由下向上推内、外侧坐骨神经反射区各2分钟。

（5）由前向后推腰椎、骶椎反射区各2分钟。

（6）推按上、下身淋巴结反射区各1分钟。

（7）分别刮动内、外尾骨反射区各1分钟。

（8）每日按摩2次。取双足，可由他人按摩，也可自己按摩。10日为1个疗程。

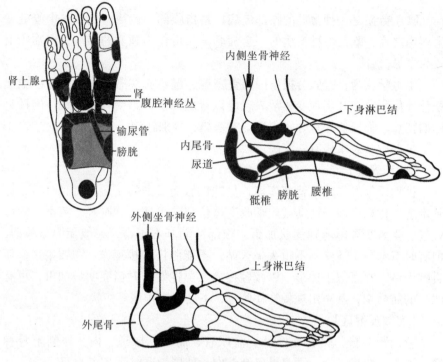

肾上腺
肾
腹腔神经丛
输尿管
膀胱

内侧坐骨神经
下身淋巴结
内尾骨
尿道
腰椎
骶椎
膀胱

外侧坐骨神经
上身淋巴结
外尾骨

图 4-27　慢性腰肌劳损足部反射区

爱心贴士

　　（1）在日常生活和工作中，注意姿势正确，尽可能变换体位，勿过度疲劳，积极治疗原发病。

　　（2）加强腰背肌肉锻炼，如仰卧位拱桥式锻炼，俯卧位飞燕式锻炼，早晚各 1 次，每次各作 20~30 下。

　　（3）宜睡硬板床，并注意局部保暖，不受寒冷的侵袭。

　　（4）节制房事。

五、急性腰扭伤

急性腰扭伤俗称"闪腰"，是腰部肌肉、筋膜、韧带等软组织因外力作用突然受到过度牵拉而引起的急性撕裂伤，临床多表现为腰痛剧烈、腰部活动受限，乃至卧床难起等一系列症状。

足部按摩可舒筋活络、活血止痛，对于治疗急性腰扭伤具有良好的效果。

【临床表现】

腰扭伤后一侧或两侧当即发生疼痛，有时可以受伤后半天或隔夜才出现疼痛，腰部活动受阻，静止时疼痛稍轻，活动或咳嗽时疼痛较甚。检查时局部肌肉紧张、压痛及牵引痛明显，但无淤血现象（外力撞击者除外）。

【有效反射区】

腰椎、肾、输尿管、膀胱反射区（图4-28）。

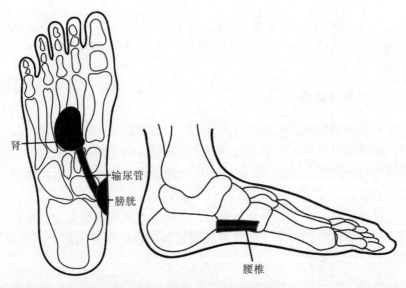

图4-28 急性腰扭伤足部反射区

【按摩手法】

（1）按压肾、输尿管、膀胱反射区3~4次。

（2）双足分别向内、向外旋转60圈，交替进行。

（3）再次按压肾、输尿管、膀胱反射区，3~4次。

爱心贴士

（1）尽量避免弯腰性强迫姿势工作时间过长。掌握正确的劳动姿势，站稳后再迈步，搬、提重物时，应取半蹲位，使物体尽量贴近身体。

（2）加强劳动保护，在做扛、抬、搬、提等重体力劳动时，应使用护腰带，以协助稳定腰部脊柱，增强腹压，增强肌肉工作效能。

（3）在寒冷潮湿环境中工作后，应洗热水澡以祛除寒湿，消除疲劳。

（4）损伤早期应减少腰部活动，宜选硬板床休息，以利损伤组织的修复。

（5）注意局部保暖，病情缓解后，逐步加强腰背肌肉锻炼。

六、坐骨神经痛

坐骨神经是全身最大的神经，其支配运动和感觉的区域非常广泛。坐骨神经痛是指坐骨神经病变，沿坐骨神经通路即腰、臀部、大腿后、小腿后外侧和足外侧发生的疼痛症状群。坐骨神经痛多为慢性，病程缠绵，根治时间较长。

坐骨神经痛属中医"痹证"范畴，此病多因风寒湿邪侵袭、阻滞经络所致。或为腰椎间盘突出，坐骨神经附近各组织的病变引起。治疗越早，疗效越好，疗程越短。

足部按摩疗法可调节改善全身功能状态，疏导患部经气，加强患部血液循环，促进神经功能恢复。

【临床表现】

典型的疼痛是由臀部开始，沿股后侧、腘窝、小腿后外侧面而放射至足背，呈烧灼样或刀割样痛。疼痛持续，常间歇的加剧，夜间更重。翻身、弯腰、蹲坐、行走均感到困难。咳嗽、打喷嚏、用力排便等增加腹压情况下疼痛加剧者，常是根性坐骨神经痛的特点。病程较长者，可导致下肢肌肉萎缩等。

【有效反射区】

内、外侧坐骨神经、下腹部、内尾骨、膝关节、颈椎、胸椎、腰椎、骶椎、尾椎、肾、肾上腺、膀胱、肺及支气管、输尿管等反射区（图4-29）。

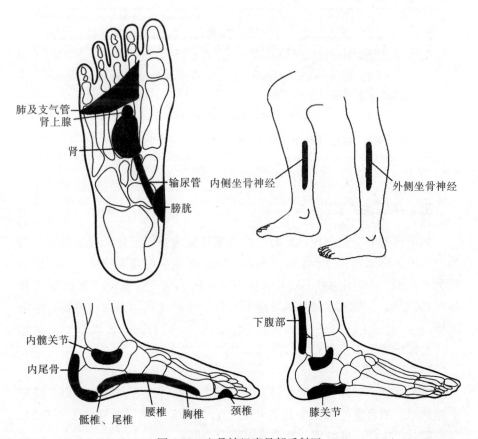

图4-29 坐骨神经痛足部反射区

【按摩手法】

（1）点按肾上腺、肾、膀胱反射区，各50~100次，力度适中。

（2）拇指推压内、外侧坐骨神经、肺及支气管、输尿管反射区，各100次，力度以有胀痛感为度。

（3）下腹部、内尾骨、膝关节、颈椎、胸椎、腰椎、骶椎、尾椎反射区，各揉按30~50次，力度稍轻。

爱心贴士

（1）注意保暖，防止风寒湿邪侵袭。风寒湿邪能够使气血受阻，经络不通。

（2）防止细菌及病毒感染。细菌或病毒感染既能致发本病，又能加重本病。

（3）饮食有节，起居有常，戒烟限酒，增强体质；积极治疗原发病，病情好转后要配合适当的功能锻炼。

七、风湿性关节炎

风湿性关节炎是一种常见的急性或慢性结缔组织炎症，可反复发作并累及心脏。临床以关节和肌肉游走性酸楚、沉重、疼痛为特征。中医称本病为"三痹"，根据感邪不同及临床主要表现，有"行痹"、"痛痹"、"着痹"的区别，其病机主要为风寒湿邪三气杂至，导致气血运行不畅，经络阻滞。

足部按摩对本病有一定的疗效。

【临床表现】

主要症状为双膝关节和双肘关节疼痛、酸麻、沉重、活动障碍。局部有灼热感，或自觉灼热而触摸并不热。日久可关节变形，终致手不能抬，足不能行，生活不能处理。严重者可累及心脏。

【有效反射区】

膝关节、肩关节、肘关节、肩胛骨、髋关节、上身淋巴结、肾上腺、膀胱、肝、胆囊等反射区（图4-30）。

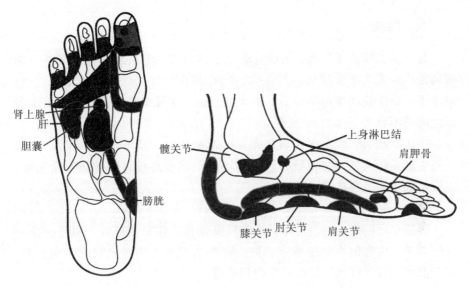

图 4-30　风湿性关节炎足部反射区

【按摩手法】

（1）示指叩拳，在膝关节、肘关节、肩关节、膀胱，肾上腺、肝、胆囊处各按揉 50~100 次，力度稍重，以疼痛为宜。

（2）在肩胛骨、髋关节处各捏揉 30~50 次，力度适中。

（3）在上身淋巴结反射区处点按 50~70 次，力度稍轻。

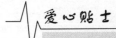

（1）平时生活起居安定，合理安排饮食时间，注意饮食卫生。

（2）不宜吃寒性食物。

（3）注意保暖，以防受寒。

（4）保持平稳的心态，坚持身体锻炼，以防止肌肉萎缩及关节畸形。

八、腰痛

腰痛是指腰骶部肌肉、筋膜等软组织慢性损伤性疼痛，是以腰部一侧或两侧疼痛为主要症状的一种疾病。腰痛多由急性腰扭伤后失治、误治；或由于劳动中长期维持某种不平衡体位，如长期从事弯腰工作；或由于习惯性姿势不良等引起。

中医学认为，腰痛多由肾阳不足，寒凝带脉，或肝经湿热侵及带脉，经行之际，阳虚气弱，以致带脉气结不通而出现疼痛；或冲任气血充盛，以致带脉壅滞，湿热滞留而疼痛。

【临床表现】

腰痛多为隐痛，时轻时重，经常反复发作，休息后减轻，病情往往与天气有关，常在阴雨寒冷季节加重。腰部活动可无明显限制或影响不大，病变部位多有压痛点，并可见肌肉痉挛等。

【有效反射区】

肾、肾上腺、输尿管、膀胱、内尾骨、骶椎、腰椎、胸椎、颈椎反射区（图4-31）。

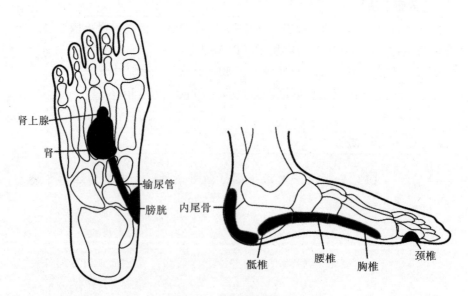

图4-31　腰痛足部反射区

【按摩手法】

（1）骶骨、腰椎、胸椎、颈椎、内尾骨反射区各按揉100次，力度适中，不宜过重，特别是腰椎、胸椎反射区。

（2）按揉肾、肾上腺、膀胱反射区各30～50次，力度适中，以胀痛为宜。

（3）刮压输尿管反射区50～100次。

爱心贴士

（1）日常注意纠正不良劳动姿势，防止腰腿受凉，过度劳累。

（2）加强腰肌锻炼，如仰卧挺腹、俯卧鱼跃等运动。进行足部按摩的同时可配合局部热敷。

（3）阴雨天注意腰部的保暖，避免腰背部冷风直吹。

（4）不要搬挪沉重的物品，提重物时不要弯腰，应该先蹲下拿到重物，然后慢慢起身，尽量做到不弯腰。

（5）饮食均衡，蛋白质、维生素含量宜高，脂肪、胆固醇宜低，防止肥胖，戒烟控酒。

（6）卧床休息，宜选用硬板床，保持脊柱正常的生理弯曲。

九、膝关节痛

膝关节为人体构造最复杂，损伤机会也较多的关节。膝关节的活动，既负重又频繁，日久膝盖的关节部位会出现酸疼的症状。其发病缓慢，多见于中老年肥胖女性，往往有劳累史。

足部按摩对本病有一定的疗效。

【临床表现】

主要临床表现是膝关节酸痛和活动不灵活；活动时疼痛加重，其特点是初起疼痛为阵发性，后为持续性，劳累及夜间更甚，上下楼梯疼痛明显，尤其是下楼，严重者出现膝内翻畸形。

【有效反射区】

肾、输尿管、膀胱、肝、膝关节反射区（图4-32）。

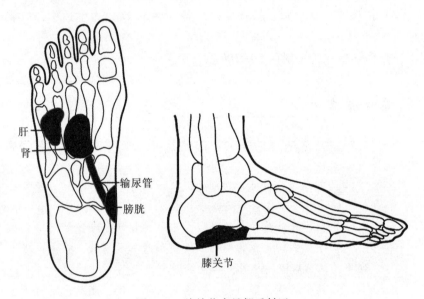

图 4-32　膝关节痛足部反射区

【按摩手法】

（1）按压肾、输尿管、膀胱反射区3~4次。

（2）按压肝、膝关节反射区各3~5分钟。

爱心贴士

（1）膝关节注意保暖，避免受到风、湿、寒的侵袭。

（2）膝关节不可过于劳累或负荷过重。

（3）膝关节肿胀、疼痛加重时应休息，避免深蹲、负重、上下楼梯等活动。

十、痔疮

痔疮是一种常见病、多发病。痔疮是指肛门、直肠下端静脉曲张，静脉血液回流受阻所出现的青紫色、圆形或椭圆形包块状静脉团。痔核可出现肿胀、疼痛、瘙痒、出血，随着病情的加重，排便时可脱出肛门，重者在咳嗽、压腹、用力下蹲时即可脱出。痔疮包括内痔、外痔、混合痔。本病的防治非常重要。便秘和妊娠是引起痔疮常见的原因。

中医学认为，本病多因久坐、久立、负重远行或饮食失调、嗜食辛辣肥甘、泻痢日久、劳倦过度等导致气血运行不畅，络脉瘀阻，蕴生湿热而引发。

足部按摩可通过按摩一定穴位，来促进患部血液循环，消肿散结。

【临床表现】

常见症状表现为便后出血，无痛性；大便时出现肛周疼痛现象，痔核可出现肿胀、疼痛、瘙痒、出血，随着病情的加重，排便时可脱出肛门，重者在咳嗽、压腹、用力下蹲时即可脱出。

【有效反射区】

直肠、肛门、小肠、甲状旁腺、腹腔神经丛、下身淋巴结、内尾骨反射区（图4-33）。

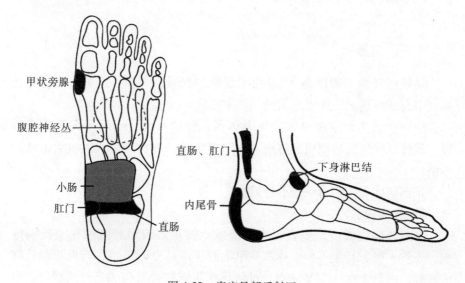

图4-33　痔疮足部反射区

【按摩手法】

（1）推压腹腔神经丛、小肠、直肠、内尾骨反射区，各50~100次。

（2）点按直肠、肛门、下身淋巴结反射区，各50~100次，以出现酸胀感为度。

（3）按揉甲状旁腺反射区，30~50次。

爱心贴士

（1）避免过度劳累、久站负重。

（2）多食水果蔬菜，保持大便通畅。少食辛辣刺激食物，戒烟酒。

（3）平时可常做提肛锻炼。经常参加体育活动，体育锻炼有益于血液循环。

（4）可以调和人体气血，促进胃肠蠕动，以改善盆腔充血，防止大便秘结，预防痔疮。

（5）养成定时排便的习惯，这对预防痔疮的发生，有着极其重要的作用。

十一、足跟痛

足跟痛又称"脚跟痛"，是由于足跟的骨质、关节、滑囊、筋膜等处病变引起的疾病。是中老年人的一个常见症状。

中医学认为，足跟痛多因年老体弱，肾精亏虚，或风寒湿热之邪外侵，致使经脉之气痹阻而致疼痛。除中老年外，妇女产后或人流后也易发本病。

足部按摩对本病有一定的疗效。

【临床表现】

足跟痛起病缓慢，多表现为单侧或双侧足跟或足底部酸胀或针刺样痛，不红不肿，行走不便。疼痛在早上起床后站立时较重，行走片刻后疼痛减轻，但行走久疼痛又加重，可伴足底胀麻感或紧张感，得热则舒，遇冷加重。

【有效反射区】

肾、甲状旁腺、肝、足跟部、脾等反射区（图 4-34）。

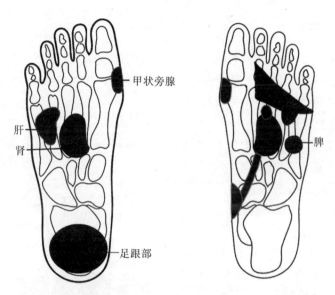

肝

肾

甲状旁腺

脾

足跟部

图 4-34 足跟痛足部反射区

【按摩手法】

（1）按揉肝、脾、肾、甲状旁腺反射区，各 30~50 次，力度稍重。

（2）单示指叩拳法按揉足跟部 100 次。

爱心贴士

（1）注意足跟保暖，避免过度疲劳，患病期间减少步行。

（2）选择鞋底柔软舒适的鞋子，在足跟部应用厚的软垫保护，以减轻局部摩擦、损伤。

（3）温水泡脚，可以减轻局部炎症，缓解疼痛。

第三节　常见妇科疾病的足部按摩

一、妊娠呕吐

妊娠呕吐，中医又称妊娠恶阻。一般在怀孕 12 周左右，学会出现恶心、呕吐、头晕、厌食，甚至进食即吐的症状。

足部按摩疗法对此症见效甚快。

【临床表现】

怀孕初期，食欲不振，有轻度恶心、呕吐等现象，不影响饮食和工作，则属于正常生理反应，到妊娠第三个月能自然消失，故无需治疗。但有些孕妇呈持续性或剧烈呕吐，甚至不能进饮食、全身乏力、明显消瘦、小便少、皮肤黏膜干燥、眼球凹陷等，必须及时治疗，以免影响母体健康和胎儿发育。

【有效反射区】

肾、肾上腺、输尿管、膀胱、颈项、甲状腺、胃、肝、生殖腺等反射区（图4-35）。

【按摩手法】

（1）依次点按肾、肾上腺、膀胱、颈项、胃、肝各 50～100 次，力度以胀痛为宜。

（2）推按输尿管、甲状腺50次。

（3）按揉生殖腺50次。

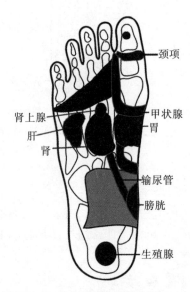

图 4-35　妊娠呕吐足部反射区

⚡ *爱心贴士*

（1）宜食用营养价值高且易消化的食物，并且要采取少量多餐的方法。

（2）生活中要保持情志的安定和舒畅。

（3）呕吐后可以用温开水漱口，保持口腔舒适和清洁。

（4）呕吐严重者，需要到医院查明身体状况，并保证充足的卧床休息时间。

二、月经不调

月经不调是妇科最常见的疾病之一，月经的期、量、色、质的任何一方面发生改变，均称为月经不调。常见有月经提前、月经延迟、月经过多、月经过少、甚至闭止，并连续超过三个周期者。主要由于脏腑功能失调，气血不和，导致冲任二脉的损伤。

中医学认为，经早多由于素体阳盛，或情志抑郁化火，或久病伤阴，阴虚生热，导致冲任不固引起；经迟因素体阳虚，感受寒邪，寒凝则经行受阻，或肝气不疏，气滞则血运不畅，或久病、产后等，导致气衰血虚，无血以行；经乱多因肝郁、肾虚，血海溢蓄失调，致使月经周期错乱。

足部按摩对本病有一定的疗效。

【临床表现】

（1）月经先期：气虚不摄者伴乏力、经量多而色淡、便溏；血热者经量多而色红、面红、口干、心烦。

（2）月经后期：寒凝者伴小腹冷痛、经量少而色黯有块；血虚者伴有腹冷喜暖、经量少而色淡、面白无华。

（3）月经先后无定期：肝郁者伴有乳房或小腹胀痛、抑郁不乐、时时叹息；肾虚者伴头晕耳鸣、腰膝酸软。

（4）月经过多：血热者伴经色红、面红唇干、心烦口渴；脾虚者伴经色淡、气短乏力。

（5）月经过少：血虚者伴经色淡质稀、头晕眼花、腰酸；寒凝者伴经色黑有块、腹冷痛。

【有效反射区】

肾上腺、肾、输尿管、膀胱、生殖腺反射区（图 4-36）。

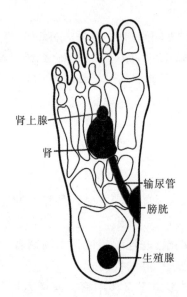

肾上腺
肾
输尿管
膀胱
生殖腺

图 4-36　月经不调足部反射区

【按摩手法】

（1）按压肾、输尿管、膀胱反射区，各 50~100 次，以有麻胀感为佳。

（2）按揉肾上腺和生殖腺反射区，各 100 次。

爱心贴士

（1）注意保暖，避免寒冷刺激，如游泳、冷水洗澡等，以免子宫及盆腔血管受冷刺激后收缩，引起经血过少或痛经。

（2）注意经期卫生，预防感染。

（3）经期不宜性交，一方面预防感染，另一方面，避免性交刺激使盆腔充血，至经血增多或经期延长。

（4）经期尽量避免进食生冷、辛辣食品，不宜进行强度大的运动。

三、痛经

痛经是指行经过程中及月经前后出现下腹部疼痛或其他不适，以致影响生活和工作，是妇科常见疾病。痛经又分为原发性痛经和继发性痛经。原发性痛经指生殖器官无明显器质性病变的疼痛，又称功能性痛经，常发生在月经初潮或初潮后不久，多见于未婚或未孕妇女，往往经生育后痛经可缓解或消失；继发性痛经指生殖器官有器质性病变如子宫内膜异位症、盆腔炎和子宫黏膜下肌瘤等引起的月经疼痛。

中医学认为，痛经多因气滞血瘀、寒湿凝滞、气血虚损等因所致。或情志不舒，肝郁气滞，"不通则痛"故发生痛经。

足部按摩对本病有一定的疗效。

【临床表现】

痛经的症状一般在月经前开始有痛感，逐渐加剧，历时数小时或两三天不等，疼痛多为下腹部阵发性或持续性疼痛，有时放射至阴道及腰骶部。严重时可出现全腹疼痛，面色苍白，手足冰凉。还常伴有消化系统症状，如恶心呕吐、腹泻等，还可伴头痛、冷汗、虚脱等。

【有效反射区】

脑垂体、肾、肾上腺、膀胱、输尿管、甲状腺、生殖腺、肺及支气管、心、肝、脾、腹腔神经丛、子宫、下腹部反射区（图4-37）。

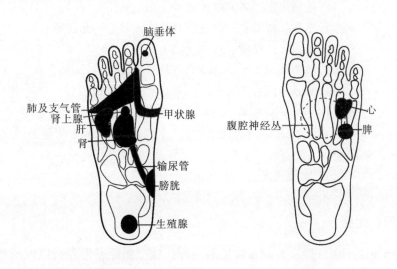

脑垂体

肺及支气管
肾上腺
肝
肾

甲状腺

输尿管
膀胱

生殖腺

腹腔神经丛

心
脾

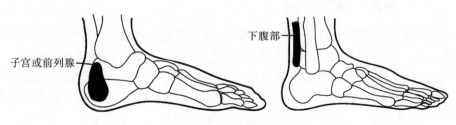

图 4-37　痛经足部反射区

【按摩手法】

（1）点按脑垂体、肾上腺反射区，各 30~50 次，力度适中。

（2）着重推按肺及支气管、输尿管、甲状腺、下腹部反射区，各 50~100 次。

（3）子宫、生殖腺、膀胱、肾、心、肝、脾反射区，各按揉 30~50 次。

（4）刮压腹腔神经丛反射区 30~50 次。

爱心贴士

（1）适当休息，不要过度疲劳。

（2）保持心情舒畅，避免精神紧张、暴怒、焦虑等。

（3）经期注意保暖，防止受凉。

（4）注意经期卫生，行经期间禁止性生活。

（5）治疗期间应忌食生冷、辛辣食物，忌烟酒。

（6）疼痛剧烈患者，应到医院就诊，不宜坚持自疗。

（7）止痛药不可随便服用，应根据实际情况询问医生后决定。

四、闭经

闭经即不来月经，是妇女常见的一种症状。闭经通常分为原发性和继发性两类。原发性闭经是指年龄过 16 岁（有的地域性差异），第二性征已发育，或年龄超过 14 岁，第二性征还没发育，且无月经来潮者。继发性闭经则指以往曾有正常月经，但此后因某种病理性原因而月经停止 6 个月者，或按自身原来月经周期计算停经 3 个周期以上者。青春前期、妊娠期、哺乳期及绝经后期的月经不来潮属生理现象。

中医将闭经称之为经闭，多因先天不足、体弱多病，或多产房劳、肾气不足、精亏血少，或大病、久病、产后失血，或是脾虚生化不足、冲任血少，情态失调，精神过度紧张，或受刺激、气血瘀滞不行，肥胖、多痰多湿、痰湿阻滞冲任等引起。

足部按摩对本病有一定的疗效。

【临床表现】

无月经或月经停止。

【有效反射区】

前列腺或子宫、阴道、脑垂体、腹腔神经丛、生殖腺、肾、输尿管、膀胱反射区（图 4-38）。

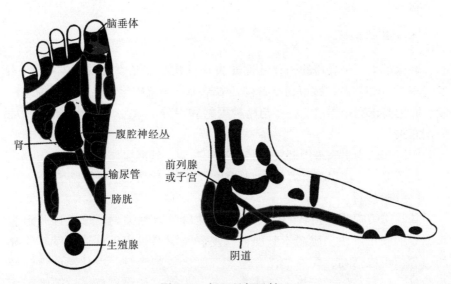

图 4-38　闭经足部反射区

【按摩手法】

（1）以轻度手法刺激肾、膀胱、输尿管、腹腔神经丛反射区各约3分钟；再以中度手法刺激子宫、阴道、脑垂体、生殖腺等反射区各约5分钟。

（2）每日按摩1次，约30分钟，10天为1个疗程。

（3）辅助疗法：①患者俯卧，医者以拇指推按两侧上髎、次髎、中髎、下髎穴各3~5分钟，然后以掌根部按揉各2~3分钟。②以掌根部在腰骶部按揉2~3分钟，每日1~2次。

爱心贴士

（1）闭经宜多食具有滋补作用的食物：羊肉、鸡肉、瘦猪肉、桂圆、核桃、枣、栗、莲子、枸杞子、山药等。

（2）平时多注意舒缓压力，很多闭经都是有压力造成。

（3）注意生活规律及作息。

（4）保持良好的卫生习惯。

五、乳腺增生

乳腺增生，是乳房的一种慢性非炎症性疾病，是女性的多发病之一，发病率为10%左右，城市高于农村，常见于青年或中年女性。乳腺增生的发病原因尚未完全弄清楚，多与精神因素和内分泌紊乱，特别是卵巢功能失调有关。

中医学认为本病多因肝气郁结、冲任失调、气滞血瘀所致。

足部按摩疗法以疏肝解郁、调理冲任、活血化瘀、消肿散结为主。

【临床表现】

其临床表现为在患者的一侧或两侧乳房可以触摸到圆形或椭圆形大小不等的结节肿块，质韧不坚硬，与皮肤及深部组织无粘连，没有明显的边界，可以活动，局部常伴有隐痛、胀痛或刺痛感，以月经前疼痛较为明显，经后减轻为特点；常伴有头晕、失眠、烦躁易怒、口苦咽干等症状。

【有效反射区】

乳房、肝、肾、输尿管、膀胱、肺、脾、脑垂体、肾上腺、生殖腺、胸部淋巴结等反射区（图 4-39）。

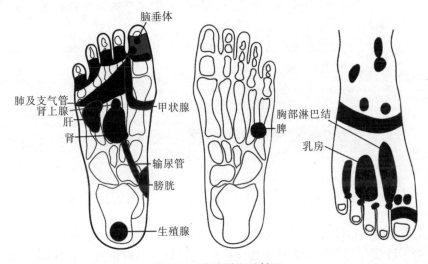

图 4-39 乳腺增生反射区

【按摩手法】

（1）被按摩者取用仰卧位，放松身体，伸直双腿。按摩者依次示指叩拳法顶压生殖腺、乳房、肝、肾、膀胱反射区各 50 次，按摩力度以局部胀痛为宜。

（2）按摩者一只手扶稳被按摩者的足部，另一只手以拇指指腹推压法推按输尿管反射区 50 次。

（3）按摩者一只手扶稳被按摩者的足部，另一只手以拇指指腹推压法推按肺反射区 50 次。

（4）以示指叩拳法顶压脾、脑垂体、肾上腺、胸部淋巴结反射区各 50 次。

爱心贴士

（1）乳腺增生患者饮食要合理。乳腺增生患者的饮食以清淡为主，多吃绿叶蔬菜、新鲜水果。

（2）在无医嘱的情况下，尽量少服用含激素类的药物或保健品。

（3）乳腺增生患者病期要注意适当休息，适当加强体育锻炼，避免过度疲劳。

（4）保持乳房的清洁，经常用温水清洗，注意乳房肿块的变化。

（5）乳腺增生患者要定期检查，及时发现恶变。

六、更年期综合征

更年期综合征男女都可发生，但女性发病较早，症状也较重，一般多在45~55岁。男性患者发病较晚，症状也较轻，一般多发生在50~65岁。女性更年期综合征是由雌激素水平下降而引起的一系列症状。男性更年期综合征是由雄激素水平下降而引起的一系列症状。

更年期妇女，由于卵巢功能减退，垂体功能亢进，分泌过多的促性腺激素，引起自主神经功能紊乱。而且女性更年期，体内气血开始衰少，精气亏乏，从而逐渐失去月经和生育功能，而出现气血不调现象；男性更年期出现睾丸的生精及产生雄性激素的功能逐渐下降的现象。

足部按摩对本病有一定的疗效。

【临床表现】

面色潮红，乏力，抑郁，多虑，易激动，烦躁易怒，注意力难于集中，记忆力减退，失眠，头痛，头晕，心慌，易出汗，身体发胖，尿频，尿急，大便干燥，下肢沉重，关节痛，轻度水肿。女性患者可有月经周期紊乱，经血量时少时多，或突然停止，乳腺萎缩；男性患者可有性欲下降，甚至出现阳痿等。

【有效反射区】

脑垂体、肾、输尿管、膀胱、胃、脾、生殖腺、安眠区反射区（图4-40）。

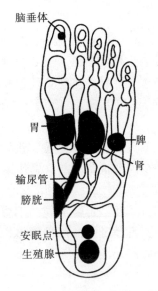

图 4-40　更年期综合征足部反射区

【按摩手法】

（1）点按脑垂体、肾反射区，各 50～100 次，力度适中，以有酸痛感为佳。

（2）单指叩拳法用力推压输尿管、胃、脾、生殖腺、安眠区反射区，各 100 次。

爱心贴士

（1）适当参加体育锻炼，每日工作不宜太累，保持良好平静的心态。

（2）饮食合理，营养适当，忌临睡前进食。注意预防骨质疏松，适当增加钙的摄入。

（3）充分合理的睡眠，对于更年期人的身心健康来讲，显得十分重要。

（4）有晚上工作和学习习惯者，要先做比较费脑筋的事，后做比较轻松的事，以便放松大脑，容易入睡。

七、盆腔炎

盆腔炎是指妇女盆腔内生殖器官的炎症，其中包括子宫肌炎、子宫内膜炎、输卵管炎、卵巢炎、盆腔结缔组织炎及盆腔腹膜炎。

本病属于中医"腹痛""带下病""癥瘕""不孕""痛经"等疾病的范畴。

急性盆腔炎应以抗生素等药物治疗为主，慢性盆腔炎结合足部按摩可提高疗效，缩短疗程，减少用药剂量，并且副作用少。

【临床表现】

常见的症状有：长期持续性、程度不同的下腹隐痛、坠胀或腰痛，常在月经期加重，经期延长，月经过多，白带增多、呈脓性或有臭味，有时出现尿频及排尿和大便时胀痛。

【有效反射区】

肾、肾上腺、子宫、下腹部、生殖腺、各淋巴反射区、腹腔神经丛、膀胱、输尿管等反射区（图4-41）。

【按摩手法】

（1）按揉子宫、生殖腺、下腹部、膀胱、肾、肾上腺、各反射区30~50次，力度适中。

（2）点按盆腔淋巴、腹部淋巴结、胸部淋巴结各反射区100次，力度稍重，以疼痛为佳。

（3）推压输尿管50~100次。

（4）刮压腹腔神经丛50~100次。

爱心贴士

（1）注意卫生，每天清洗外阴部。

（2）饮食清淡，少吃或不吃辛辣食品。

（3）加强身体锻炼，提高免疫能力。

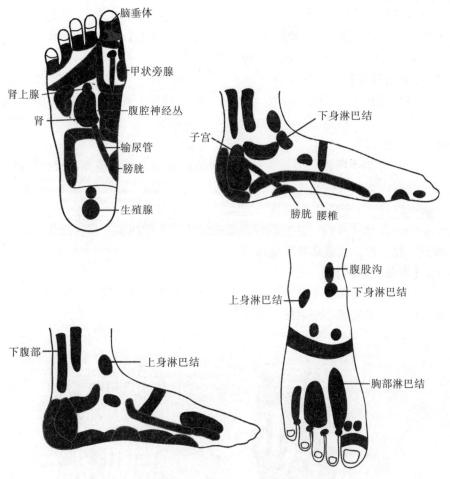

脑垂体

甲状旁腺

肾上腺

腹腔神经丛

肾

输尿管

膀胱

生殖腺

下身淋巴结

子宫

膀胱　腰椎

腹股沟

上身淋巴结

下身淋巴结

下腹部

上身淋巴结

胸部淋巴结

图 4-41　盆腔炎足部反射区

第四节　常见男科疾病的足部按摩

一、遗精

遗精是指不因性交而精液自行外泄的一种男性性功能障碍性疾病。如果有梦而遗精者称为"梦遗"；无梦而遗精者，甚至清醒的时候精液自行流出称为"滑精"。但如果是发育成熟的男子，每月偶有 1~2 次遗精，且次日无任何不适者，属生理现象，不是病态。若遗精次数过频，每周2次以上或一夜数次，且有头昏眼花、腰腿酸软、两耳鸣响等症状者，则应及时治疗。

足部按摩对本病有一定的疗效。

【临床表现】

（1）阴虚火旺型：多为有梦遗精，阳事易举，或易早泄。伴两颧潮红，头昏心慌，心烦少寐，神疲乏力。舌质偏红，苔少，脉细。宜食滋阴降火之清淡饮食。

（2）肾精不固型：多见滑精不禁，精液清冷，精神萎靡，腰腿酸冷，面色苍白，头晕耳鸣或见囊缩湿冷，舌淡，苔白滑，脉沉溺无力。宜食温肾固涩饮食。

（3）湿热下注型：遗精频作，茎中涩痛，小便热赤，口苦或渴，舌苔黄腻，脉滑数。宜食清热利湿饮食。

【有效反射区】

肾、心、输尿管、膀胱、肺、大脑、脑垂体、肾上腺、生殖腺、前列腺、阴茎、甲状腺等反射区（图4-42）。

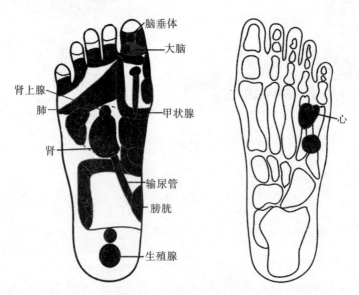

图4-42　遗精足部反射区

【按摩手法】

（1）用示指关节按大脑、脑垂体、肾上腺、生殖腺、前列腺、阴茎、肾、心、膀胱等反射区各 100 次。

（2）用拇指腹按揉或推按输尿管、肺、甲状腺等反射区各 100 次。

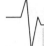
爱心贴士

（1）不用烫水洗澡，睡时宜屈膝侧卧位，被褥不宜过厚，内裤不宜过紧。

（2）少进烟、酒、茶、咖啡、葱蒜辛辣等刺激性物品。

（3）遗精的时候不要中途忍精，不要用手捏住阴茎不使精液流出，以免败精潴留精宫，变生他病。

（4）睡眠时不要俯卧，以免压迫和摩擦阴茎，引起阴茎充血，诱发遗精。内裤要常换，尽量使其柔软，衣裤发硬也会诱发遗精。

（5）节制性生活，免得引起肾元亏损。

二、阳痿

阳痿是指青壮年男子，由于虚损、惊恐或湿热等原因，致使宗筋弛纵，引起阴茎痿软不举，或临房举而不坚的病证。本病多因肾虚、惊恐、精神刺激所致；或因纵欲过度、精气虚损；或少年手淫、思虑忧郁；或湿热下注、宗筋弛纵等因素所致。尤以肾阳虚和精神因素者居多。阳痿分为器质性和功能性两种。

中医学认为，阳痿多由房室劳损，少年误犯手淫或惊恐伤肾引起，导致肝肾不足、命门火衰。

足部按摩对本病有一定的疗效。

【临床表现】

阳痿患者房事时阴茎不能完全勃起或勃起不坚，时时滑精，或阴茎虽能勃起，但是时间短暂，每多早泄。常伴有精神不振，头晕目眩，面色苍白，腰酸腿软，畏寒肢凉，阴囊多汗，小便黄赤等症状。

【有效反射区】

肾、肾上腺、脑垂体、头部、脾、睾丸、胰腺、甲状腺、腹股沟、下身淋巴结、前列腺、尿道、腰椎、骶椎、尾椎反射区（图4-43）。

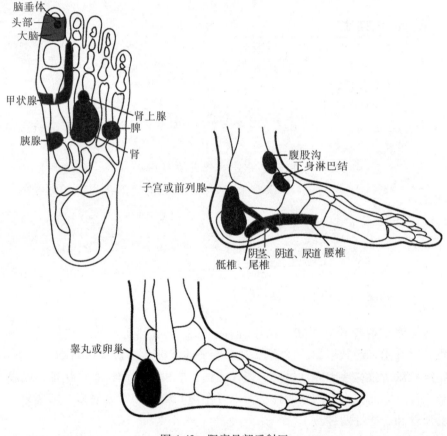

图 4-43　阳痿足部反射区

【按摩手法】

（1）按揉肾、肾上腺、脾、脑垂体反射区，各50~100次，力度稍重，以有胀痛感为佳。

（2）点按腹股沟、下身淋巴结反射区，各50~100次。

（3）刮压前列腺、睾丸反射区，各 100 次。

（4）推压头部、尿道、骶椎、腰椎、胰腺反射区，各 50 次。

爱心贴士

（1）适当体育锻炼，加强性知识教育及饮食调养。

（2）改变不良生活习惯，如戒烟酒，避免过度疲劳。

（3）本病多数为功能性，患者应消除心理障碍，保持心情舒畅。

（4）治疗期间，禁止房事。

（5）不可滥用壮阳药物。

三、早泄

早泄是指性交时间极短，或阴茎插入阴道就射精，随后阴茎即软，不能正常进行性交的一种疾病，是一种最常见的男性性功能障碍。

中医认为，早泄多由于房劳过度或频繁手淫，导致肾精亏耗，肾阴不足，相火偏亢，或体虚羸弱，虚损遗精日久，肾气不固，导致肾阴阳俱虚所致。过度兴奋，紧张冲动也是引起早泄的原因之一。

足部按摩对本病有一定的疗效。

【临床表现】

男性在阴茎勃起之后尚未插入阴道之前、正当插入或刚刚插入尚未抽动时便发生射精。需注意，性交时射精的快慢无一定标准，个体差别大，即使同一个体在不同时期、不同状况下，射精的快慢也可有很大变化。因此，有正常性功能的男性在性交时偶尔出现射精过早，不应视为病态，只有经常射精过早以致不能完成性交全过程时，才视为早泄。

【有效反射区】

脑垂体、肾、肾上腺、输尿管、肝、胆囊、膀胱、胃、生殖腺等反射区（图 4-44）。

【按摩手法】

（1）用示指关节刮压肾、输尿管、膀胱、胃等反射区各 50 次，以有

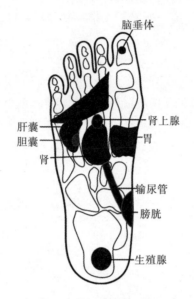

脑垂体

肝囊
胆囊
肾上腺
胃
肾

输尿管

膀胱

生殖腺

图 4-44　早泄足部反射区

胀痛感为宜。

（2）用示指关节点按脑垂体、肾上腺、肝、胆囊、生殖腺等反射区各
100 次。

（3）用拇指腹按揉腹股沟、胸部淋巴结等反射区各 30~50 次。

爱心贴士

（1）禁止自慰，节制房事，避免剧烈的性欲冲动，避免用重
复性交的方式来延长第二次的性交时间。

（2）进行适当的文体活动，如听音乐，锻炼身体，调节情
操，增强体质，有助于防治早泄。

（3）戒酒，避免辛辣刺激。多食一些具有补肾固精作用的食
物，如牡蛎、胡桃肉、芡实、栗子、甲鱼、文蛤、鸽蛋、猪腰等
食品，增强体质。

四、前列腺炎

前列腺炎在临床上较为常见，是青壮年男性易患的一种泌尿系统疾病。属中医"白浊"、"淋病"范畴。慢性前列腺炎可继发于急性前列腺炎或慢性尿道炎。过度饮酒、房劳过度、前列腺肥大、会阴部损伤等往往成为诱发因素。

中医学认为，本病与肾阴不足、相火旺盛，肾亏于下、封藏失职，肾阴亏耗、阴损及阳，饮酒过度，损伤脾胃有关。

足部按摩对本病有一定的疗效。

【临床表现】

尿频、排尿时尿道灼热、疼痛并放射到阴茎头部。清晨尿道口可有黏液等分泌物，还可出现排尿困难的感觉。后尿道、会阴和肛门处坠胀不适，下蹲、大便及长时间坐在椅凳上胀痛加重。慢性前列腺炎症状不典型，脓尿较少，但可伴有阳痿、早泄、遗精及血精等症状。

【有效反射区】

肾、肾上腺、膀胱、输尿管、胃、脾、肺及支气管、生殖腺、脑垂体反射区（图4-45）。

【按摩手法】

（1）肾、肾上腺、膀胱、胃、脾、生殖腺反射区，各按揉10次，力度以有酸痛感为宜。

（2）推压输尿管反射区100次，肺及支气管部反射区50次，力度稍重。

（3）点按脑垂体反射区50次，力度以胀痛为宜。

爱心贴士

（1）节制房事，注意卫生，避免受凉、劳累。

（2）加强身体锻炼，预防感冒，提高机体抗病力。

（3）注意饮食，清淡饮食，忌过量饮酒及食辛辣食物，以免引起前列腺充血。

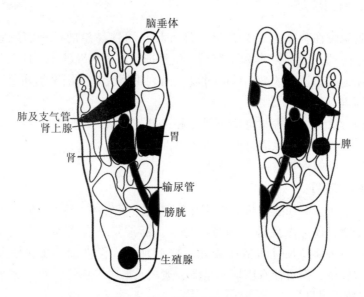

图 4-45　前列腺炎足部反射区

脑垂体

肺及支气管
肾上腺
肾
胃
输尿管
膀胱
生殖腺
脾

五、男性不育

　　引起男性不育的原因有很多，以精液异常为首要原因，精子数量往往很少（精子数<2000万/毫升），而且精子质量差，活动力低，并有畸形精子出现，其次是性功能障碍及生殖器官疾患等。

　　中医学称本病为"无嗣"，认为与先天之本肾，后天之本脾及任脉、冲脉的元气精血不足有关。

　　足部按摩具有补肾健脾、调和冲任等作用，因此治疗不育有一定疗效。

　　【有效反射区】

　　肾、肾上腺、脾、生殖腺、输尿管、膀胱、肺及支气管、脑垂体、心、肝、胃、前列腺、腹股沟、颈椎、胸椎、腰椎、骶椎、尾椎等反射区（图 4-46）。

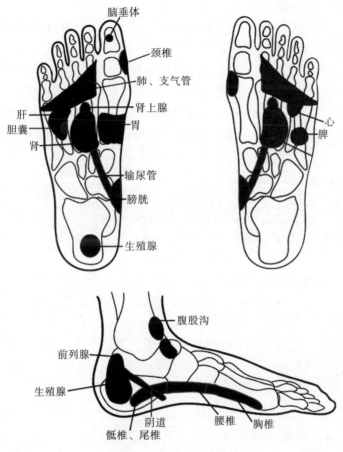

图 4-46　男性不育反射区

【按摩手法】

（1）被按摩者取用仰卧位，放松身体，伸直双腿。按摩者以示指叩拳法依次顶压肾、肾上腺、脾、生殖腺、膀胱反射区各 50 次，以局部胀痛为宜。

（2）按摩者一只手扶稳被按摩者的足部，另一只手以拇指指腹推压法推按输尿管反射区 50 次。

（3）按摩者一只手扶稳被按摩者的足部，另一只手以拇指指腹推压法推按肺反射区 50 次。

（4）按摩者一只手扶稳被按摩者的足部，另一只手以示指叩拳法顶压脑垂体、心、肝、胃反射区各 50 次。

（5）按摩者一只手扶稳被按摩者的足部，另一只手以拇指指腹推压法推按前列腺、腹股沟反射区各 50 次。

（6）按摩者一只手扶稳被按摩者的足部，另一只手向足跟方向依序拇指指腹推压法推按颈椎、胸椎、腰椎、骶椎、尾椎反射区各 30 次。

爱心贴士

（1）男性不育要及时去医院进行检查。

（2）注意饮食，不要缺锌少硒。

（3）避免不良习惯，比如抽烟，喝酒，久坐，熬夜等，这些都易造成男性精子异常诱发不育。

（4）不要穿紧身牛仔裤，保持心情愉悦。

第五节 常见儿科疾病的足部按摩

一、小儿咳嗽

小儿咳嗽是一种防御性反射运动，可以阻止异物吸入，防止支气管分泌物的积聚，清除分泌物，避免呼吸道继发感染。任何病因引起呼吸道急、慢性炎症均可引起咳嗽。

中医认为，小儿形气未充，肌肤柔弱，卫外功能较差，且小儿寒暖不知自调，故易为风、寒、热等外邪侵袭而生咳嗽。故小儿咳嗽的基本病机为外邪犯肺，肺失宣降。

足部按摩对本病有一定的疗效。

【临床表现】

因咳嗽本身是一种症状，根据中医辨证，分为外感咳嗽和内伤咳嗽两类。

（1）外感咳嗽

1）风寒咳嗽：初起咳嗽无痰或少痰，鼻塞流清涕，头身疼痛，恶寒不发热或有微热，无汗，苔薄白，脉浮缓或浮紧，指纹淡红。

2）风热咳嗽：咳嗽，痰黄稠，咯痰不爽，发热恶风，汗出，口渴唇燥，流黄涕，咽燥干痛或痒，便秘，小便黄，舌红苔黄，脉数，指纹鲜红。

（2）内伤咳嗽

1）阳虚咳嗽：咳声不扬，痰稀色白，便溏，面色㿠白，易出汗，神疲乏力，畏寒肢冷，食欲不振，动则气急，苔薄白，舌淡红，脉缓无力。

2）阴虚咳嗽：干咳无痰或少痰，痰黏，咽喉干痛，大便干燥，甚则口苦，低热或不发热，舌红无苔，脉多弦细或细数。

【有效反射区】

肾上腺、肾、输尿管、膀胱、甲状旁腺、喉及气管、肺及支气管、上身淋巴结、扁桃体、脾等反射区（图4-47）。

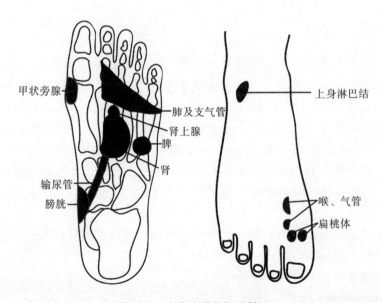

图4-47　小儿咳嗽足部反射区

【按摩手法】

（1）点按肾上腺、肾、输尿管、膀胱、甲状旁腺等反射区30次。

（2）点按喉、气管、肺及支气管、上身淋巴结、扁桃体的反射区50~100次。

（3）辅助疗法：①推拿六腑280~300次，可治疗风热咳嗽，症见嗓子疼、发热汗出。②按揉小儿背部的肺俞穴5~6分钟，然后向两侧分推小儿的肩胛骨100~120次，加按肾俞1~2分钟，对于治疗小儿干咳有很好的疗效。按摩时力度以轻柔为主，以产生酸胀感为宜。

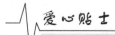

（1）注意给孩子保暖，防止受凉引起病情加重。

（2）尽量避免带孩子到人员密集的公共场所。

（3）忌寒凉食物及肥甘厚味食物，切不可进补。

二、小儿厌食

小儿厌食是指小儿较长时间内食欲不振，厌食甚或拒食的一种疾病。该病的病程一般在2个月以上，多见于1~6岁小儿，城市儿童发病率较高。现已认识到体内锌的缺乏，可影响食欲的消化功能；家长过分溺爱和不正确的喂食态度，致使小儿情绪变化，影响中枢神经系统功能，从而使消化功能的调节失去平衡。另一方面，胃肠道疾病或全身器质性疾病，不良的饮食习惯，如高蛋白、高糖浓缩饮食，饭前吃糖，生活无规律；气候过热，温度过高，都会影响小儿神经调节功能及消化液的分泌，使食欲下降。

中医称厌食症为"纳呆"、"恶食"等，其病机多因喂养不当、饮食失节而致脾胃不健所引起。

足部按摩对本病有一定的疗效。

【临床表现】

厌恶进食是小儿厌食症的主要临床症状。其他症状也以消化功能紊乱为主，如嗳气、恶心、迫食、多食后脘腹作胀，甚至呕吐、大便不调、面色欠华、形体偏瘦等。

【有效反射区】

小肠、胃、脾、十二指肠、脑垂体、甲状腺、横结肠、降结肠等反射区（图4-48）。

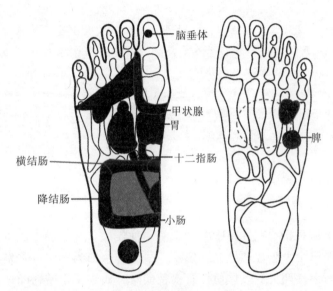

图4-48　小儿厌食足部反射区

【按摩手法】

（1）按揉小肠、胃、十二指肠反射区3~5分钟。

（2）按压脾反射区2~3分钟，力度轻柔。

（3）按揉脑垂体、甲状腺、横结肠、降结肠等反射区各2分钟。

（4）辅助疗法：①按揉肚脐正上3指处10~15分钟，把手掌搓热，顺时针抚摩小儿腹部10分钟；按揉脾俞穴、胃俞穴各1~2分钟。②轻轻在小儿背后沿着脊柱按摩几下，然后从颈后开始由上而下捏脊柱后的脊皮至尾骨；做第2遍时轻轻捏3下后将脊皮向上提一下，即捏3提1，共做5遍。

爱心贴士

（1）带患儿到正规医院儿科或消化内科进行全面细致检查，排除那些可以导致厌食的慢性疾病，排除缺铁、缺锌。因原发病引起的厌食，则应积极治疗原发病。

（2）饮食要规律，定时进餐，保证饮食卫生；生活规律，睡眠充足，定时排便；营养要全面，多吃粗粮杂粮和水果蔬菜；节制零食和甜食，少喝饮料。

（3）改善进食环境，使孩子能够集中精力去进食，并保持心情舒畅。避免"追喂"等过分关注孩子进食的行为。

（4）加强体育锻炼。

三、小儿遗尿

小儿遗尿是指小儿在睡眠中尿床的一种疾病。凡年满 3 周岁以上，膀胱排尿作用已由大脑皮质控制，但发生遗尿者，即为病态。其发病原因有体质性与习惯性两大类。体质性有多种因素，如泌尿生殖器畸形，隐性脊柱裂，大脑发育不全等先天性疾病及泌尿系感染、寄生虫病、脊柱或颅脑受伤，发育营养不良等原因，均可导致大脑功能紊乱，或脊髓的反射弧失常，或因局部性刺激，均可诱发本病。

中医称本病为"遗尿"、"遗溺"。其病机主要由于肾气不足，肺脾气虚，或肝经湿热内迫，致膀胱失约而致。遗尿的发生与肺、脾、肾三脏功能的失调有关，要及时治疗。

足部按摩对本病有一定的疗效。

【临床表现】

小儿遗尿以原发性遗尿占大多数，其中尤以夜间遗尿最常见，以男孩多见；夜间遗尿者约有半数每晚尿床，甚至每晚遗尿 2~3 次，白天过度活动、兴奋、疲劳或躯体疾病后往往遗尿次数增多，日间遗尿较少见。遗尿患儿常常伴夜惊、梦游、多动或其他行为障碍。

【有效反射区】

输尿管、肾、骶骨、内尾骨、前列腺或子宫、尿道及阴道反射区（图4-49）。

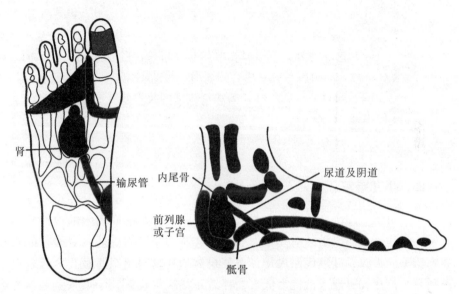

图 4-49 小儿遗尿足部反射区

【按摩手法】

（1）用拇指指腹按揉肾、内尾骨、前列腺或子宫、尿道及阴道反射区各 3~5 分钟。

（2）用拇指指腹胘压输尿管、骶骨反射区各 3~5 分钟。

（3）辅助疗法：①患儿取俯卧位，暴露腰骶部，常规消毒皮肤后，以皮肤针轻叩腰骶部膀胱经第一侧线和督脉，以皮肤潮红为度。②加拔火罐，肺脾气虚型加拔肺俞、脾俞，肾虚型加拔肾俞。每日 1 次，10 次为 1个疗程，每个疗程之间间隔 5 日。

爱心贴士

（1）注意保暖，避免风寒。每晚可坚持中药浴足。

（2）养成良好的作息制度和卫生习惯，避免过度疲劳，掌握尿床时间和规律，夜间唤醒患儿起床排尿1~2次。白天避免过度兴奋或剧烈运动，以防夜间睡眠过深。

（3）要正确处理好引起遗尿的精神因素，耐心地对其进行教育、解释，以消除精神紧张，以免引起情绪不安。

（4）晚饭后避免饮水，睡觉前排空膀胱内的尿液，可减少尿床的次数。

四、小儿疳积

小儿疳积，即小儿营养不良，或因多种疾病的影响而引起的慢性营养障碍性疾病。本病以学龄前儿童发病居多，主要是脾胃虚弱，对摄入的营养物质不能吸收，以致代谢失常，迫使机体消耗自身组织所致。本病若得不到及时治疗，可造成抵抗力低下，容易并发各种感染性疾病。

中医学认为，本病的病机为喂养不当，损伤脾胃，津气耗伤，影响生长发育。

足部按摩对本病有一定的疗效。

【临床表现】

临床以面色萎黄、皮肤干枯、肌肉消瘦、腹部膨大、青筋暴露、毛发稀疏无光泽为特征。患儿形体消瘦，重者干枯赢瘦，饮食异常，大便干稀不调，腹胀，面色不华，毛发稀疏枯黄，烦躁不宁或萎靡不振，揉眉擦眼，吮指，磨牙。

【有效反射区】

腹腔神经丛、肾、输尿管、膀胱、胃、十二指肠、小肠、脾、胰腺、上身淋巴结、下身淋巴结反射区（图4-50）。

【按摩手法】

（1）用轻度手法按摩以上反射区。按摩时间可视年龄而定。每日按摩1次，10次为1疗程。

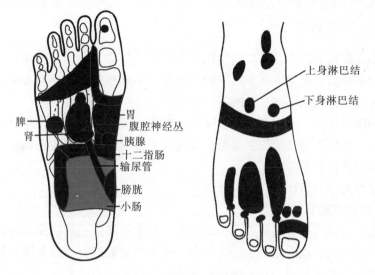

上身淋巴结

下身淋巴结

脾
肾
胃
腹腔神经丛
胰腺
十二指肠
输尿管
膀胱
小肠

图 4-50　小儿疳积足部反射区

（2）辅助疗法：①患儿取仰卧位，先上肢手部操作，推脾经 500 次，推板门 300 次，推四横纹 200 次，运内八卦 200 次；继以上体位，摩腹与揉脐相合，约 5 分钟，使腹部有种温热感，再按揉双侧足三里穴各 1 分钟。②推拿治疗小儿疳积（营养不良）每日 1 次，7 天为 1 个疗程。

爱心贴士

（1）提倡母乳喂养，乳食定时定量，按时按序添加辅食，供给多种营养物质，以满足小儿生长发育的需要。

（2）添加食物不要过急过快，应根据患儿情况给予营养丰富、易于消化的食物。食物要新鲜多样，多吃蔬菜和水果。

（3）合理安排小儿生活起居，保证充足的睡眠时间，经常户外活动，呼吸新鲜空气，多晒太阳，增强体质。

（4）纠正饮食偏嗜、过食肥甘滋补、贪吃零食、饥饱无常等不良饮食习惯。

（5）发现体重不增或减轻，食欲减退时，要尽快查明原因，及时加以治疗。

五、小儿腹泻

小儿腹泻又称小儿肠炎或消化不良，是儿科常见的肠道疾病，夏秋季节发病率最高，多见于 2 岁以下的婴幼儿。本病致病因素多与细菌、病毒或其他原因如饮食不当、乳酸不耐有关。

中医学认为，本病多由感受风寒、暑湿，或伤于乳食，或服食攻伐药物过度，以致脾胃功能失常所致。其病机主要由于小儿脾胃虚弱、受内外因素刺激损伤脾胃所致。

足部按摩对本病有一定的疗效。

【临床表现】

通常表现为每日排便 5~10 次不等，大便稀薄，呈黄色或黄绿色稀水样，似蛋花汤，或夹杂有未消化食物，或含少量黏液，有酸臭味，偶有呕吐或溢乳、食欲减退。患儿体温正常或偶有低热。重者血压下降，心音低钝，可发生休克或昏迷。

【有效反射区】

肾上腺、肾、输尿管、膀胱、脾、胃、腹腔神经丛、肝、胆囊、小肠等反射区（图 4-51）。

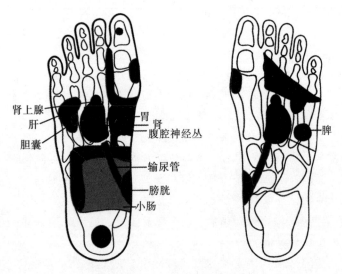

图 4-51　小儿腹泻足部反射区

【按摩手法】

（1）点按肾上腺、肾反射区各 100 次；并由足趾向足跟方向推按输尿管反射区 100 次。

（2）点按膀胱、脾、胃反射区各 100 次。

（3）按揉腹腔神经丛反射区 2 分钟；点按头颈淋巴反射区 100 次，并按揉肝、胆囊反射区各 100 次，按揉小肠反射区 2~3 分钟。

（4）辅助疗法：①让小儿仰卧，家长用大鱼际逆时针方向摩腹 4~5 分钟；暴露腹部，用小鱼际摩腹，从中脘穴周围，直到皮肤发热，父母手部发热即止，力度以轻柔为主。②用稍重的力度按揉龟尾穴 1~2 分钟。

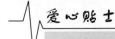
爱心贴士

（1）轻症减少奶量，代以米汤、糖盐水等；重症应禁食 8~24 小时，并静脉补液。

（2）注意饮食卫生，按时添加辅食。

（3）增强体质，避免不良刺激。

（4）加强体弱婴幼儿护理，避免交叉感染，合理应用抗生素。

（5）做好肛门的清洁护理，以免肛门周围红肿和发生溃烂。

第六节　常见皮肤科疾病的足部按摩

一、神经性皮炎

神经性皮炎是一种以皮肤苔藓样变及剧烈瘙痒为主症的慢性皮肤病。顽固性瘙痒，影响睡眠、工作等，多为局部性，多发于颈项部。本病呈慢性病程，常多年不愈，治愈后也易复发。

中医学认为本病多为风、湿、热三种蕴阻肌肤或血虚风燥，肌肤失养所致。

足部按摩疗法可宣肺清热除湿，疏肝养心安神，进而达到止痒的目的。此外，足部按摩还能调节大脑皮质和神经系统功能活动，而且通过神经-体液调节，使机体适应内外环境改变，维持全身正常的功能状态。

【临床表现】

根据临床观察，多数患者有头晕、失眠、烦躁易怒、焦虑不安等神经衰弱的症状。初起仅局部皮肤瘙痒，经反复搔抓后，患处渐渐出现不规则的扁平丘疹，久而久之，局部皮肤渐渐变厚变硬，成为一片境界清楚的斑块，表皮粗糙而成为苔藓样。

【有效反射区】

肾、输尿管、膀胱、肺及支气管、大脑、心、肝脏、脑垂体、肾上腺、安眠点、直肠等（图 4-52）。

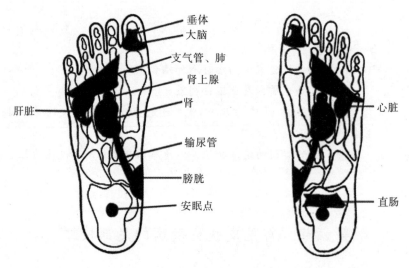

图 4-52　神经性皮炎足部反射区

【按摩手法】

（1）被按摩者取用仰卧位，放松身体，伸直双腿。按摩者依次示指叩拳法顶压肾、膀胱反射区各 50 次，按摩力度以局部胀痛为宜。

（2）拇指指腹推压法推按输尿管反射区 50 次。

（3）拇指指腹推压法推按肺反射区 50 次。

（4）示指叩拳法顶压大脑、心、肝、脑垂体、肾上腺、安眠点反射区各 50 次。

（5）从足外侧向足内侧推按直肠反射区 50 次。

爱心贴士

（1）本病容易复发，最好坚持长期采用足部按摩疗法。

（2）避免局部刺激，不能用热水洗烫，避免搔抓。

（3）不宜穿过硬的内衣，以免刺激皮肤。

（4）注意卫生，保持皮肤清洁。

（5）不抽烟，忌食酒、辣椒等刺激性食物，多吃清淡食物。

（6）避免感情冲动。

二、湿疹

湿疹是一种常见的过敏性、炎症性皮肤病，以对称性分布的多形性皮疹和反复发作为特征。湿疹在临床上有急、慢性之分，男女老幼都可发病。

中医称本病为"湿疮"。其基本病机为禀赋不耐，风湿热邪客于肌肤，病久血虚风燥，肌肤失养。中医学认为急性湿疹以湿热为主，慢性湿疹为湿热兼有血虚。

足部按摩可以清热宣肺、健脾利湿，增强机体的排毒功能，减少有毒物质对皮肤的刺激；还能调节大脑和神经系统功能活动，增强机体的免疫功能。

【临床表现】

根据临床表现，一般可以分为急性、亚急性及慢性三类。急性者可见丘疹、水疱、脓疱、糜烂、渗出结痂并存。初起密集的点状红斑及粟粒大小的丘疹和丘疱疹，很快变成小水疱，破溃后形成点状糜烂面。瘙痒不能忍受，影响睡眠；亚急性湿疹为急性湿疹迁延所致，有小丘疹兼少数丘疱疹和水疱，轻度糜烂，痒感较剧烈，病程可以经数周而愈或是转为慢性；慢性湿疹由亚急性湿疹转变而来，也可一发病即为慢性者。患部皮肤增厚、粗糙、触之较硬、苔藓化，常见色素沉着，抓痕，间有糜烂、渗出、血痂及鳞屑。病程较长，可以延至数月或数年之久。

【有效反射区】

肾、输尿管、膀胱、肺及支气管、脾、大脑、心、肾上腺、颈部淋巴结、胸部淋巴结、下身淋巴结等（图4-53）。

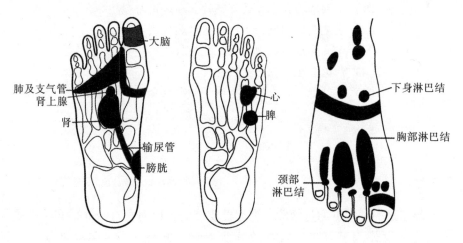

图4-53　湿疹足部反射区

【按摩手法】

（1）被按摩者取用仰卧位，放松身体，伸直双腿。按摩者依次以示指叩拳法顶压肾、膀胱反射区各50次，按摩力度以局部胀痛为宜。

（2）按摩者一只手扶稳被按摩者的足部，另一只手以拇指指腹推压法推按输尿管反射区50次。

（3）按摩者一只手扶稳被按摩者的足部，另一只手以拇指指腹推压法推按肺反射区50次。

（4）按摩者一只手扶稳被按摩者的足部，另一只手以示指叩拳法顶压脾、大脑、心、肾上腺、头颈淋巴结、胸部淋巴结、下身淋巴结反射区各50次。

爱心贴士

（1）注意饮食起居，避免各种外界刺激，如热水烫洗、粗暴搔抓、过度洗拭及患者敏感的其他物质。

（2）饮食宜清淡，多食蔬菜、水果，忌辛辣腥发之品。避免食用易过敏和刺激性的食物，如鱼、虾、浓茶、咖啡、酒类等。

（3）积极寻找该病的发生原因，并对身体进行全面检查，有无慢性病灶及内脏疾病，以去除可能致病的因素。

（4）勤换衣服，勤晒被褥，要改善居住环境，避免潮湿等。

（5）出行时，应避免强日晒、风寒对身体的影响。

三、银屑病（牛皮癣）

银屑病又称"牛皮癣"，是一种原因不明而常见的无传染性红斑鳞屑性皮肤病。本病发病率较高，易于复发，病程较长，以青壮年男性多见。通常冬季发病或加剧，夏季自行痊愈或减轻，病程较久则季节性不明显。

临床上通常将本病分为寻常型和特殊型，这里主要介绍寻常型牛皮癣。

中医学认为本病是风热燥盛、热伤血络、肌肤失养所致。

足部按摩可润肺化燥、清热排毒；并且能改善内分泌紊乱，促进激素分泌，调节神经系统正常功能，从而达到治疗目的。

【临床表现】

寻常型牛皮癣多起病急，皮疹为针头或扁豆大小的炎性丘疹或斑丘疹，呈持续淡红色，稍久则转为暗红，境界明显，表面似覆鳞屑。以后皮损渐大，形成斑片；鳞屑明显增多，干燥而疏松，呈现多层云母状，露出红色半透明薄膜，剥除此膜可出现小的出血点。

【有效反射区】

肾、输尿管、膀胱、肺及支气管、大脑、肾上腺、升结肠、降结肠、横结肠、直肠、颈部淋巴结、下身淋巴结等（图4-54）。

【按摩手法】

（1）被按摩者取用仰卧位，放松身体，伸直双腿。按摩者依次以示指叩拳法顶压肾、膀胱反射区各50次，按摩力度以局部胀痛为宜。

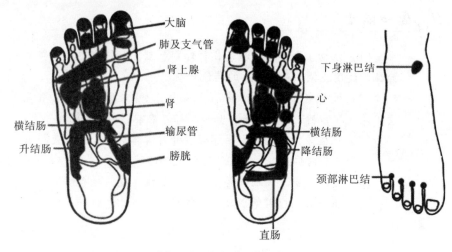

图 4-54　牛皮癣足部反射区

（2）按摩者一只手扶稳被按摩者的足部，另一只手以拇指指腹推压法推按输尿管反射区 50 次。

（3）按摩者一只手扶稳被按摩者的足部，另一只手以拇指指腹推压法推按肺及支气管反射区 50 次。

（4）按摩者一只手扶稳被按摩者的足部，另一只手以示指叩拳法顶压大脑、肾上腺、头颈淋巴结、下身淋巴结反射区各 50 次。

（5）按摩者一只手扶稳被按摩者的足部，另一只手由足跟向足趾方向拇指指腹推压法推按升结肠反射区 50 次，从右向左推按横结肠反射区 50 次，由足趾向足跟方向推按降结肠反射区 50 次，从足外侧向足内侧推按直肠反射区 50 次，依次进行。

爱心贴士

（1）需穿干净柔软的衣服，勤换内衣及床单，防止皮肤感染

（2）忌酒、忌海鲜、忌辛辣。

（3）宜用温水洗澡，禁用强碱性肥皂，洗发水洗浴。

（4）避免外伤，以免产生新的皮损。

（5）消除精神紧张因素，避免过于疲劳，注意休息。

四、冻疮

冻疮是冬季易发的因低温导致的局部微循环障碍所致的皮肤病，常发生在手、足、耳、鼻尖等远离心脏而又经常暴露的部位或由于衣鞋窄紧使局部血液循环受阻的部位，多因寒邪侵袭、气血凝滞而成。冻疮一旦发生，在寒冷季节里常较难快速治愈，要等天气转暖后才会逐渐好转，欲减少冻疮的发生，关键在于入冬前就应开始预防。

中医学认为，本病乃因寒冷侵袭，气滞血瘀所致。

足部按摩对本病有一定的疗效。

【临床表现】

冻疮初起时皮肤发白，其后出现局限性红斑、肿胀、皮温降低、触摸发凉、压之褪色。在温暖的环境里，患者会感到病灶处灼痛和瘙痒，出现大小不等的水疱，甚至会溃烂；如无感染会逐渐干枯结痂并自愈。

【有效反射区】

肾上腺，肾、脑垂体、输尿管、膀胱、脾、肝、肺及支气管、胸部淋巴结、上身淋巴结、下身淋巴结（图 4-55）。

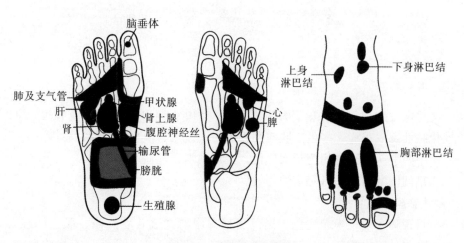

图 4-55　冻疮足部反射区

【按摩手法】

（1）以拇指指端点法、示指指间关节点法、拇指关节刮法、按法、示指关节刮法、双指关节刮法、拳刮法、拇指推法、擦法、拍法等手法作用于相应反射区，各操作 3~5 分钟，以局部酸痛为度。

（2）用手捻、揉、拔、摇各足趾及踝关节，掐按甲根及各小关节，遍擦足部，推足底内外侧缘，擦正中线，推足背跖骨间隙。

爱心贴士

（1）足浴后，可在冻疮处以轻手法推、按、摩；冻疮已破时，不宜足浴。

（2）选择透气性能好的鞋穿，不要太紧，并注意保持干燥；潮湿后及时更换，换过的鞋子放在通风的地方或让阳光晒晒。

（3）每晚坚持热水足浴 1 次，可以加强局部血液循环，有效地预防冻疮的发生。

（4）预防冻伤，应坚持体育锻炼，增强抗寒能力，常用冷水洗手、洗脸、洗脚。

（5）冬季要注意对身体暴露部位的保暖，还可涂些油脂。

五、丹毒

丹毒发病较急，常发于面部和下肢，是由 A 组 B 型血链球菌引起的急性化脓性真皮炎症。多由皮肤或黏膜破伤而侵入，但也可由血行感染。

中医学认为，本病为毒邪外侵，火毒内炽，气血壅滞所致。

足部按摩对本病有一定的疗效。

【临床表现】

丹毒临床表现为起病急，局部出现界限清楚之片状红疹，颜色鲜红，并稍隆起，压之褪色。皮肤表面紧张炽热，迅速向四周蔓延，有烧灼样痛感；临床上常伴有发热、怕冷、头痛等症状；病变常在面部或下肢出现，局部呈淡红色或红色水肿斑片，压之褪色，局部边界清楚，表面紧张发亮，向四周扩散，有灼痛，伴有附近淋巴结肿大和压痛；有反复发作的特点，网状淋巴管受损并出现淋巴回流障碍时可产生局部象皮肿，但不引起化脓或皮肤坏死。

【有效反射区】

大脑、脑垂体、肝、脾、肺及支气管、肾，肾上腺、胃、膀胱、输尿管、上身淋巴结、下身淋巴结、胸部淋巴结（图4-56）。

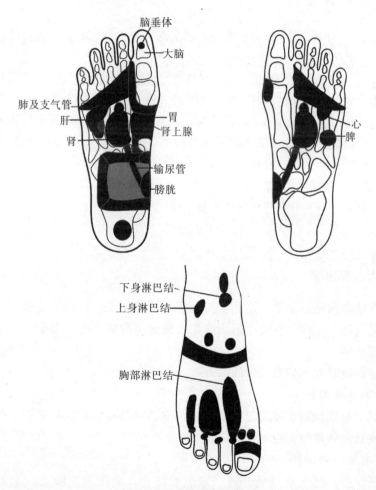

图 4-56　丹毒足部反射区

【按摩手法】

以拇指指端点法、示指指间关节点法、拇指关节刮法、按法、示指关节刮法、双指关节刮法、拳刮法、拇指推法、擦法、拍法等手法作用于相应反射区，各操作 3~5 分钟，以局部酸痛为度。

爱心贴士

（1）在急性期伴有全身症状或局部有溃烂时，应到医院进行抗感染治疗。

（2）患者应卧床休息，下肢丹毒要抬高患肢30°~40°；要多饮水。

（3）严禁搔抓、水烫患处，并防止交叉感染。

（4）丹毒患者禁止吃油腻辛辣刺激的食物，禁止吃容易产生过敏的食物，禁止烟酒以及咖啡等。

（5）要养成合理的作息时间，平时注意劳逸结合。

（6）注意卫生。

（7）居住宜选择采光好、通风透气的地方。

六、手足癣

皮肤真菌感染手掌、足底及指趾间的皮肤组织，统称手足癣。手足癣是常见病和多发病，在夏季最为多见。通常足癣常发生于双侧，而手癣常局限于单侧。

足部按摩对本病有一定的疗效。

【临床表现】

其主要症状是手或是足部掌面出水泡，局部皮肤软化、发白，时间一长，皮肤角质增厚、粗糙、脱屑。

【有效反射区】

肝、脾、肺及支气管、肾、肾上腺、心、输尿管、膀胱、上身淋巴结、下身淋巴结，胸部淋巴结（图4-57）。

【按摩手法】

（1）以示指关节刮法、双指关节刮法、拳刮法、拇指推法、擦法、拍

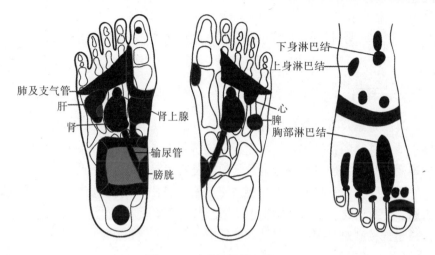

图 4-57　手足癣足部反射区

法等手法作用于相应反射区，各操作 3~5 分钟，以局部酸痛为度。

（2）用手捻、拔、捐、揉患侧足趾，可捐揉各趾蹼缘。

（3）以拇指指端点法、示指指间关节点法、拇指关节刮法、按法作用于相应反射区，各操作 3~5 分钟。

爱心贴士

（1）保证皮肤清洁、干燥，应勤洗手脚、勤换鞋袜。鞋袜可用开水烫洗或用太阳暴晒，以达到杀灭真菌的目的。

（2）对于足汗较多及职业需要穿长筒靴、胶鞋者，可在鞋袜内撒松花粉、爽身粉、足癣粉等，以防真菌生长繁殖而加重病情。

（3）当足癣瘙痒时，不应用健康手去搔抓患手、双足，以防自身感染和加重病情。

（4）在手足癣剧痒时，不要用热水烫洗手足，以防癣症扩散，手足癣治疗期间，不宜用碱性肥皂洗手脚，以免使所用要物的疗效降低。

（5）手足癣患者的面盆、脚盆、鞋袜等，一定要与健康人分开、单独使用，以防感染。

第七节　常见五官科疾病的足部按摩

一、耳鸣

耳鸣是累及听觉系统的许多疾病不同病理变化的结果，病因复杂，机制不清，耳鸣的发生主要是由于听觉的传导器、感音器、听神经传导通路的障碍、耳部疾病以及患有全身其他系统疾病而引起。

中医学认为耳鸣的发生主要在于肝肾。肾阴不足，虚火上炎，或肝胆火旺，上扰清窍，引起耳中鸣声不断及听力下降。

足部按摩对本病有一定的疗效。

【临床表现】

主要表现为无相应的外界声源或电刺激，而主观上在耳内或颅内有声音感觉，患者自觉一侧或两侧耳内有各种不同的声音或响声，如蝉鸣、放气、水涨潮声等，在安静的环境中其感觉更为明显。

【有效反射区】

肾上腺、肾、额窦、鼻、眼、耳、肝、胆囊、内耳迷路、上颌反射区（图4-58）。

【按摩手法】

（1）被按摩者躺在床上，放松身体，伸直双腿。按摩者将双手分别置于被按摩者足的两侧，拇指放在其足底，其余四指置于足背，自足趾至足跟方向推按10次。用力应均匀、一致、轻柔、连贯。随后，按摩者用一只手扶住被按摩者足跟部，另一只手示指关节弯曲，其余四指半握拳，拇指固定在中指上顶住弯曲的示指，以示指指间关节定点按压其肾上腺、肾、额窦、鼻、眼、耳反射区，各50~100次。按摩的力度要均匀而灵活，采取由轻渐重的方式，以被按摩者感到舒适为宜。

（2）按摩者用一只手扶住被按摩者的右足，以另一只手示指、中指第一指间关节顶点施力，依次按压其肝、胆囊反射区各50~100次。速度稍慢一些，要保证按摩力量有渗透性。然后，按摩者用伸直的示指桡侧缘按压被按摩者足背处的内耳迷路反射区，其他手指压在示指上加力，由近端向足趾方向压刮50~100次。力度要均匀，逐次加力。接着，按摩者将双

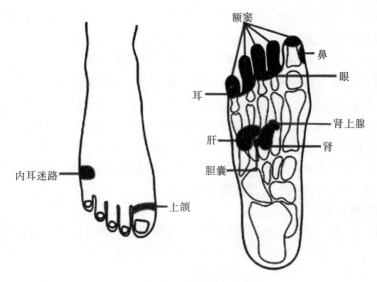

图 4-58 耳鸣足部反射区

手拇指与其余四指分开，呈 60°，以拇指指腹着力于被按摩者上颌反射区上，用力按压 50~100 次。

 爱心贴士

（1）改善生活环境，避免噪声污染。

（2）洗头或沐浴时，可用棉花球塞住耳朵，防止污水流入耳道。

（3）平时不要过度饮酒、不吃寒凉食物，注意劳逸结合。

（4）耳垢是一种天然保护外耳道的分泌物，无须特别清理，每天只要清洗耳郭便可。

二、中耳炎

中耳炎俗称"烂耳朵"，在农村较为常见，但有些人认为这是小毛病，其实，有些中耳疾病，如慢性胆脂瘤性中耳炎，不仅可损害听觉，造成耳聋，而且因耳的解剖部位与头颅中窝的脑膜接近，长期不治，将导致颅内并发症而危及生命安全。

中医认为中耳炎是由于肾阴不足、虚火上炎或肝胆火旺所致。

足部按摩可泻肝补肾、祛风化痰，促进患部血液循环。

【临床表现】

中耳炎症状主要表现为耳部闭塞、听力减退、耳鸣、耳聋、头沉重；耳中时有积液流出；伴有烦热、干渴、尿赤、便秘等。中医认为中耳炎是由肾阴不足、虚火上炎或肝胆火旺所致。所以中药泡脚和足部按摩可泻汗补肾、祛风化痰，促进患部血液循环。

【有效反射区】

鼻、额窦、肺、头颈淋巴结、肾、输尿管、膀胱等反射区（图4-59）。

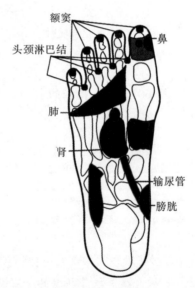

图4-59　中耳炎足部反射区

【按摩手法】

（1）重点推按肺反射区100~200次，力度稍重，以酸疼为佳。

（2）点按鼻、额窦、头颈淋巴结、肾、膀胱各反射区50~100次。

（3）推压输尿管50~100次。

爱心贴士

（1）注意营养，多吃维生素丰富的食物。
（2）每天按揉鼻梁 50 次，有保健预防作用。

三、慢性咽炎

慢性咽炎是指慢性感染所引起的弥漫性咽部病变，多发生于成年人，常伴有其他上呼吸道疾病，常因鼻炎、鼻窦炎的脓液刺激咽部，或鼻塞而张口呼吸，均可导致慢性咽炎的发生。

足部按摩对本病有一定的疗效。

【临床表现】

慢性咽炎的特点是咽部有异物感，瘙痒微痛，干燥灼热，声音嘶哑或失音，咽部黏膜充血、增厚，由于咽部有黏腻液状物附着，可引起咳嗽、吐黏痰，甚至恶心、呕吐。

【有效反射区】

颈项、耳、肺及支气管、脾、胃、肾上腺、鼻反射区（图 4-60）。

【按摩手法】

（1）捏指按揉脾、肾上腺反射区，各按揉 50 次。
（2）叩指推压肺、支气管、胃、鼻、颈项反射区，各 50~100 次。

爱心贴士

（1）多参加体育锻炼，增强自身抵抗力，预防感冒等上呼吸道感染。
（2）少食辛辣食物，避免粉尘、烟雾、化学气体刺激咽部。
（3）尽量避免在污染的环境下长时间停留。
（4）多吃一些含维生素 C 的水果、蔬菜。
（5）养成良好的生活习惯，保持良好的心情及保证充足的睡眠。
（6）尽量不吸烟不喝酒，防止任何对咽部不利的刺激物。

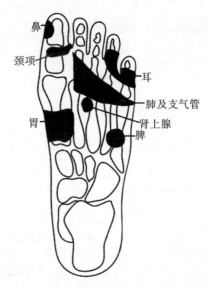

图 4-60　慢性咽炎足部反射区

四、扁桃体炎

扁桃体炎有急性、慢性之分。急性扁桃体炎，为腭扁桃体的急性非特异性炎症，主要致病菌是溶血性链球菌，多发于青少年。慢性扁桃体炎为扁桃体的慢性感染，多因急性扁桃体炎反复发作后形成。

足部按摩对本病有一定的疗效。

【临床表现】

急性扁桃体炎起病急、畏寒、高热、头痛、全身酸痛，咽痛，吞咽及咳嗽时加重，可反射至耳部，引起耳痛，伴流涎、口臭，痛剧时可出现吞咽困难，检查可见：咽部弥漫性充血、扁桃体红肿、咽隐窝表面布满分泌物，有时融合成片，易除去而不出血，颌下淋巴结肿大，有压痛感。

慢性扁桃体炎常有急性扁桃体炎的发作史，常影响呼吸及吞咽。局部多无明显自觉症状，时感咽痒咽干、有异物感、灼热或酸痛、口臭。检查可见：双侧颌下淋巴结肿大、扁桃体较大，轻压扁桃体，可有白色干酪状物溢出。

【有效反射区】

肾、扁桃体、输尿管、膀胱、上身淋巴结、耳、肾上腺（图 4-61）。

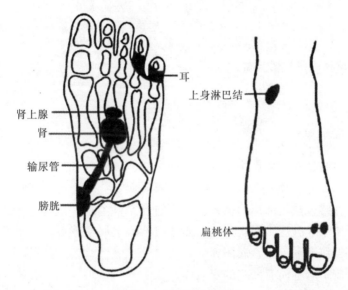

图 4-61　扁桃体炎反射区

【按摩手法】

（1）被按摩者取用仰卧位，放松身体，伸直双腿。按摩者依次以示指叩拳法顶压肾、扁桃体、膀胱反射区各 50 次，力度以局部胀痛为宜。

（2）按摩者一只手扶稳被按摩者的足部，另一只手以拇指指腹推压法推按输尿管反射区 50 次。

（3）按摩者一只手扶稳被按摩者的足部，另一只手以拇指指腹推压法推按脾反射区 50 次。

（4）按摩者一只手扶稳被按摩者的足部，另一只手以拇指推掌法推按耳反射区 50 次。

（5）按摩者一只手扶稳被按摩者的足部，另一只手以示指叩拳法顶压上身淋巴结、肾上腺各反射区 50 次，以局部有酸痛感为宜。

 爱心贴士

（1）注意休息，保持室内空气流通，温暖适中。注意咽喉部卫生。

（2）增强体质，加强锻炼，提高机体抵抗力。

（3）饮食宜清淡，忌食辛辣、肥腻食品。发作期间可用盐水漱口以减轻咽喉痛。

五、咽喉肿痛

咽喉肿痛是咽喉疾患中常见的疾病之一，以咽喉部红肿疼痛、吞咽不适为特征，又称"喉痹"。中医认为，咽接食管，通于胃；喉接气管，通于肺。如外感风热之邪熏灼肺系，或因过食辛辣煎炒，或肺、胃二经郁热上壅，而致咽喉肿痛，属实热证；如肾阴不能上润咽喉，虚火上炎，灼于咽喉，亦可致咽喉肿痛，属阴虚证。

足部按摩对本病有一定的疗效。

【临床表现】

咽喉红肿疼痛，吞咽困难，咳嗽，声音嘶哑，痰多黏稠，喉间有异物感；或伴高热，头痛，口臭，痰稠黄，便秘，尿黄；或者咽喉疼痛较轻，咽干、咽痒、口干舌燥，伴颊赤唇红，手足心热。

【有效反射区】

耳、肾、输尿管、横结肠、降结肠、膀胱等反射区（图 4-62）。

【按摩手法】

（1）按揉耳反射区 100 次。

（2）上推升结肠，横压横结肠、乙状结肠，下推降结肠，横推乙状结肠各反射区 50~100 次。

（3）按压肾、输尿管、膀胱反射区，各 30~50 次。

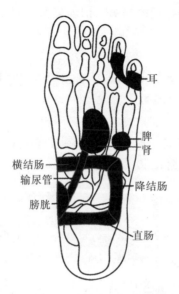

耳

脾
肾

横结肠

输尿管

膀胱

降结肠

直肠

图 4-62　咽喉肿痛足部反射区

爱心贴士

(1) 加强体育锻炼，提高身体免疫力，增强体质，避免受风寒引起上呼吸道感染。

(2) 不要过分疲劳，注意随着气候变化及时增减衣物。

(3) 不宜吸烟、饮酒以及进食辛辣等刺激性的食物。

(4) 多注意休息，多饮水，保持心情舒畅，避免着急上火。

六、慢性鼻炎

慢性鼻炎是一种常见的鼻腔和黏膜下层的慢性炎症。空气中的有害物质进入体内产生抗原抗体反应和抗组胺类物质，刺激鼻黏膜使鼻子发生异常或病变。通常包括慢性单纯性鼻炎和慢性肥厚性鼻炎，后者多由前者发展而来。本病的发病原因很多，但主要是由急性鼻炎反复发作或治疗不彻底转化而来，或长期吸入污染的空气也是致病原因。

慢性鼻炎用药物治疗很难治愈，但如果每天坚持足部按摩，很快就能见到疗效。

【临床表现】

鼻塞，鼻涕多等。如长期鼻塞，可能造成间歇性嗅觉减退，头痛、头晕，说话呈闭塞性鼻音等症状。

【有效反射区】

肾、肾上腺、输尿管、膀胱、鼻、肺及支气管、脑垂体、大脑、胃、脾、横结肠、升结肠、降结肠反射区（图4-63）。

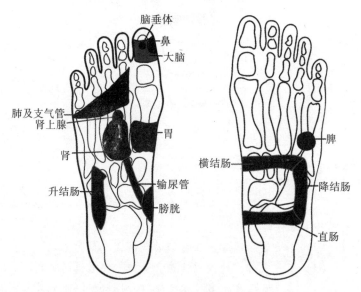

图 4-63　慢性鼻炎足部反射区

【按摩手法】

（1）按压肾、肾上腺、输尿管、膀胱反射区3~4次，力度适中。

（2）向下推按脾反射区，按摩3~5分钟。

（3）向上推按肺及支气管、胃反射区，按摩3~5分钟。

（4）大肠反射区用顺肠按压法，升结肠用上推法，直肠、横结肠用横推法，降结肠用下划法，各按摩5~10分钟。

（5）点按大脑和鼻反射区3~5分钟。

（6）再按压足部基本反射区肾、肾上腺、输尿管、膀胱3~4次。

爱心贴士

（1）鼻炎大多是由感冒引起的，要加强体育锻炼，增强抵抗力。

（2）避免过度疲劳、睡眠不足或受凉，戒掉吸烟、饮酒等不良习惯，因为这样会加重鼻炎症状。

（3）及时更换干净的床单、被單，防止螨虫及分泌物诱发过敏性鼻炎。

（4）保持室内空气的湿度，或是使用空气过滤器，不要让鼻子太干燥。

七、牙痛

牙痛为口腔疾患中常见的症状之一。牙齿遇冷、热、酸、甜等刺激时牙痛发作或加重。人们牙痛原因很多，如蛀牙引起的牙髓炎等。

中医学认为，肾主骨，齿为骨之余，肾阴不足，虚火上炎也可引起牙痛。

足部按摩对本病有一定的疗效。

【临床表现】

牙龈红肿、松软、容易出血、疼痛反复发作，牙龈发痒、口臭，遇冷热刺激疼痛加剧、面颊肿胀等。

【有效反射区】

肾、输尿管、膀胱、上颌、下颌反射区（图4-64）。

【按摩手法】

（1）按压肾、输尿管、膀胱反射区，3~4次，力度适中。

（2）横压上颌、下颌反射区，3~5分钟。

（3）双足分别向内、向外旋转60圈，交替进行。

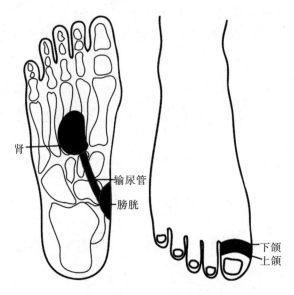

图 4-64　牙痛足部反射区

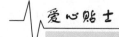

（1）发现蛀牙，及时治疗。

（2）注意口腔卫生，养成"早晚刷牙，饭后漱口"的良好习惯。

（3）睡前不宜吃糖、饼干等淀粉之类的食物。

（4）勿吃过硬的食物，少吃过酸、过甜、过冷、过热的食物。

八、睑腺炎（麦粒肿）

睑腺炎，又称麦粒肿，是指眼睑腺体化脓性炎症，多与金黄色葡萄球菌感染有关。因眼睑忽起小疖，形若麦粒而得名。一般为单眼发病，可发生于任何年龄，但青少年多见。素体虚弱、屈光不正，不良卫生习惯及糖尿病患者易患本病。

中医称本病为"针眼"，俗称"偷针"。中医学认为麦粒肿主要是因为脾胃热毒太盛，上攻于目所致。治疗应从清热解毒、调和脾胃着手。

足部按摩疗法可促进患部的血液循环，加速眼部毒素的排出，从而起到清热解毒、消炎止痛的作用。

【临床表现】

临床主要表现为眼睑皮肤局限性红、肿、热、痛，邻近球结膜水肿。当脓液局限积聚时出现黄色脓头，外麦粒肿发生在睫毛根部皮脂腺，表现在皮肤面；内麦粒肿发生在睑板腺，表现在结膜面，破溃排脓后疼痛缓解，红肿消退。重者伴有耳前、颌下淋巴结大及压痛、全身畏寒、发热等。

【有效反射区】

肾、肾上腺、眼、脾、胃、输尿管、膀胱、肺及支气管、大脑、额窦、颈项、肝、胆囊、颈部淋巴结等（图4-65）。

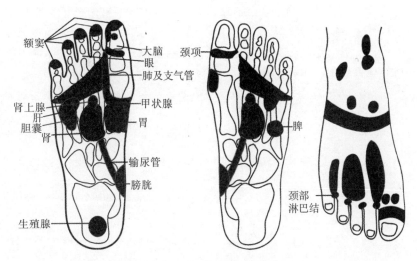

图4-65 麦粒肿足部反射区

【按摩手法】

（1）被按摩者取用仰卧位，放松身体，伸直双腿。按摩者依次以示指叩拳法顶压肾、肾上腺、眼、脾、胃、膀胱发射区各50次，按摩力度以局部胀痛为宜。

（2）按摩者一只手扶稳被按摩者的足部，另一只手以拇指指腹推压法推按输尿管发射区50次。

（3）按摩者一只手扶稳被按摩者的足部，另一只手以拇指指腹推压法推按肺发射区50次。

（4）按摩者一只手扶稳被按摩者的足部，另一只手以示指叩拳法顶压肝、胆囊、颈部淋巴结发射区各50次。

 爱心贴士

（1）一旦脓头出现就应及时切开排脓，不要等到自行破溃，这样可以减少疼痛，并可缩短疗程。

（2）当脓头出现时切忌用手挤压。

（3）局部可点眼药，一般使用0.25%氯霉素眼药水即可，如分泌物多用利福平眼药水效果好。小儿入睡后可涂金霉素眼膏。

（4）注意用眼卫生，不要用脏手揉眼睛，以免将细菌带入眼内，引起感染。同时，不熬夜，不要使眼过度疲劳，尤其平时要注意睫毛根部的卫生。

（5）忌食大蒜、花椒、辣椒等辛辣刺激性食物，少食油腻厚味的菜肴，多吃新鲜蔬菜、水果。

第五章　美容保健的足部按摩疗法

第一节　美容的足部按摩疗法

一、青春痘

青春痘又称之为粉刺，在医学上称为"痤疮"，是一种毛囊皮脂腺的慢性炎症，其发生原因与雄性激素的分泌有关，青春期因为雄性激素的刺激，皮脂分泌增多和毛囊皮脂腺管口角化、栓塞，皮脂淤积于毛囊内，在此基础上继发细菌感染所致。

痤疮多见于青年，多发于面、胸及上背等皮脂较多的部位，是和毛囊一致的锥形丘疹，有时充血有脓疱，也可有黑头粉刺、结节、白头粉刺、囊肿和瘢痕等。

【有效反射区】

肾、输尿管、膀胱、肾上腺、胃、肝、胆囊、脾、甲状腺、甲状旁腺、上身淋巴结、脑垂体、生殖腺（图5-1）。

【按摩手法】

（1）点按肾上腺、输尿管、膀胱，以促进新陈代谢和毒素的排出。

（2）点按肾、胃、肝、胆囊、脾、甲状腺、甲状旁腺、脑垂体、生殖腺、上身淋巴结反射区。

二、黄褐斑

黄褐斑俗称肝斑，是影响女性面部美观最常见的一种皮肤病。皮损多对称分布在眼周、额部、颧部、颊部、鼻部及口周，为大小不等，形态不一的色素斑，其颜色多种多样，有的呈淡褐色，有的呈咖啡色，有的呈淡黑色，有的皮损还会相互融合成蝴蝶状，故又称"蝴蝶斑"，有的妇女在妊娠3~4月后出现此斑，所以还称为"妊娠斑"。

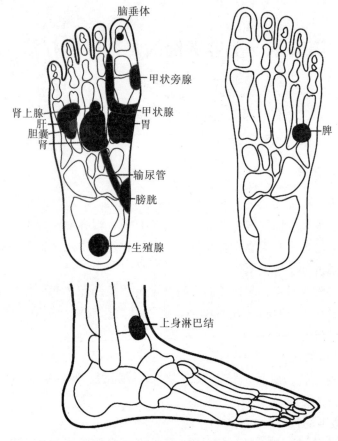

图 5-1　青春痘足部反射区

【有效反射区】

输尿管、膀胱、肾上腺、甲状腺、甲状旁腺、脑垂体、生殖腺、胃、肝、胆囊、脾、小肠及各大肠反射区（图 5-2）。

【按摩手法】

（1）点按胃、输尿管、膀胱反射区，以增加新陈代谢。

（2）点按肾上腺、甲状腺、甲状旁腺、脑垂体、生殖腺等反射区，调节内分泌及激素的平衡。

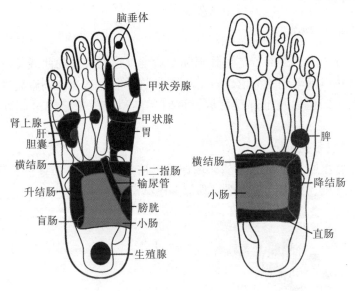

脑垂体

甲状旁腺

肾上腺
肝
胆囊

甲状腺
胃

横结肠

升结肠

盲肠

十二指肠
输尿管

膀胱

小肠

生殖腺

脾

横结肠

小肠

降结肠

直肠

图 5-2　黄褐斑足部反射区

（3）按摩胃、肝、胆囊、脾反射区，以健脾化痰利湿，促进黄褐斑的消散。

爱心贴士

（1）注意防晒，防各种电离辐射。

（2）积极治疗原发病。面部发生各种皮炎应及时治疗，防止炎症性色素沉着发生。

（3）不滥用化妆品，尤其是不用劣质化妆品。

（4）注意劳逸结合，保证充足的睡眠，注意调节情志，避免过度的精神紧张。

（5）多喝水，多吃蔬菜和水果，如西红柿、黄瓜、草莓、桃等，避免刺激性食物，少食油腻、辛辣的食品，戒掉不良习惯，如抽烟、喝酒、熬夜等。

三、纤细腰部

对女性来讲，腰部若是臃肿肥胖，就难以达到身体的曲线美。腰部是平常比较难以活动到的部位，容易堆积脂肪。但通过合理刺激腰腹、背腰部的经络、穴位以及足部反射区，可对逐渐消除腰部肥胖可起到一定的效果。

【有效反射区】

肾、肾上腺、腹腔神经丛、输尿管、膀胱、尿道、脑垂体、生殖腺、甲状腺、腰椎、骶椎、下腹部、胸部淋巴结反射区（图5-3）。

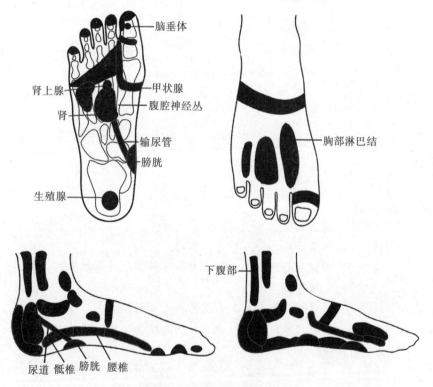

图 5-3　纤细腰部足部反射区

【按摩手法】

（1）点按肾、肾上腺反射区各 2 分钟。

（2）点刮腹腔神经丛，并从足趾向足跟方向推按输尿管反射区各 2 分钟。

（3）点按膀胱，拇指推掌法推尿道反射区各 2 分钟。

（4）点按脑垂体、生殖腺反射区各 2 分钟。

（5）刮动甲状腺，捏按腰椎、骶椎反射区各 1 分钟。

（6）由下向上推按下腹部反射区，刮动胸部淋巴结反射区各 1 分钟。

（7）每日按摩 2 次，7 日为 1 个疗程。

四、腿部健美

腿部肥胖不仅影响美观，还可能影响健康，比如会提高心血管疾病的发生概率。足部按摩对缓解腿部肥胖有一定的疗效。

【有效反射区】

肾、肾上腺、腹腔神经丛、输尿管、膀胱、尿道、甲状腺、生殖腺、髋关节、膝、腰椎、内侧坐骨神经、外侧坐骨神经、胸部淋巴结、上身淋巴结、下身淋巴结反射区（图 5-4）。

【按摩手法】

（1）点按肾、肾上腺反射区各 2 分钟。

（2）点刮腹腔神经丛，并从足趾向足跟方向推按输尿管反射区各 2 分钟。

（3）点按膀胱，拇指推掌法推尿道反射区各 2 分钟。

（4）刮动甲状腺，点按生殖腺反射区各 2 分钟。

（5）捏按髋关节、膝、腰椎反射区各 1 分钟。

（6）由下向上推按内、外侧坐骨神经。

（7）刮动胸部淋巴结，上、下身淋巴结反射区各 1 分钟。

（8）每日按摩 2 次，7 日为 1 个疗程。

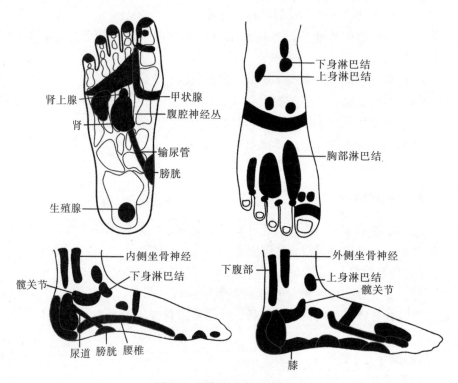

图 5-4　腿部健美足部反射区

爱心贴士

（1）注意健美的走路姿势，合理饮食，少食快餐。
（2）可做行走、骑自行车、越野滑雪、爬楼梯等运动。

五、延缓衰老

皮肤的衰老是不可抗拒的生理现象。皮肤是最容易衰老的器官之一，一般 20 岁以后，皮肤就开始出现衰老现象，皱纹的出现是皮肤衰老的重要特征。皱纹多见于面部等暴露部位，前额、眼角、口角等处。习惯性的皱眉、眯眼、吸烟、吹口哨等动作使其增多、加深，随年龄的增长，皱纹逐年变深，变宽。男性 55 岁，女性 45 岁以后，上述现象已相当明显。

随着年龄的增长，表皮的角质层逐渐变厚，颗粒层和棘层变薄，基底层的色素增加，使皮肤出现发硬、发暗、发黑的改变。真皮层的弹力纤维，胶原纤维的生成下降、断裂、变性，使皮肤的弹性下降，产生皱纹。

【有效反射区】

肾、直肠、胃、十二指肠、甲状腺反射区（图 5-5）。

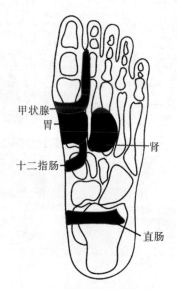

甲状腺
胃
十二指肠
肾
直肠

图 5-5　延缓衰老足部反射区

【按摩手法】

长期坚持点按肾、直肠、胃、十二指肠、甲状腺反射区，每日治疗 1 次，能收获较好的效果。最好在用热水泡过脚之后马上进行。

六、皮肤粗糙

随着年龄的增大，皮脂分泌功能减弱，很多人开始出现皮肤粗糙、无光泽、无弹性等症状。这种症状虽然不是严重的疾病，但显然会妨碍容貌的美丽。皮肤粗糙的原因除了自身分泌功能的减弱外，还有两个主要原因：

一是太阳的紫外线造成皮下血行障碍，无法顺利地输运营养、排出废物。二是睡眠不足、压力过重，引起激素分泌失调、肝脏功能失调而引起的。

【有效反射区】

肾、肾上腺、腹腔神经丛、输尿管、膀胱、尿道、脑垂体、肝、脾、肺及支气管、胸部淋巴结、上身淋巴结、下身淋巴结反射区（图5-6）。

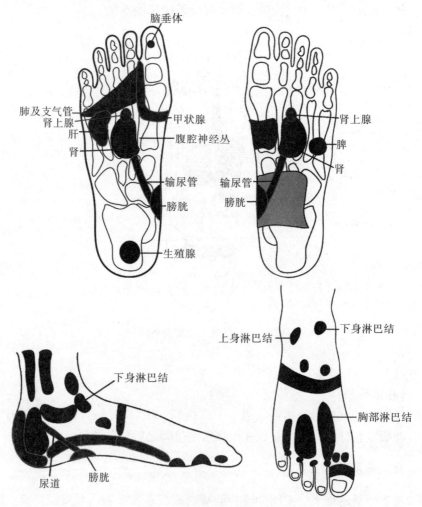

图5-6　皮肤粗糙足部反射区

【按摩手法】

（1）点按肾、肾上腺反射区各2分钟。

（2）点刮腹腔神经丛，并从足趾向足跟方向推按输尿管反射区各2分钟。

（3）点按膀胱，拇指推掌法推尿道反射区各2分钟。

（4）点按脑垂体、肝、脾反射区各2分钟。

（5）从足外侧向足内侧推按肺及支气管反射区2分钟。

（6）刮动胸部淋巴结，点按上、下身淋巴结反射区各1分钟。

（7）每日按摩2次。取双足，可由他人按摩，也可自己按摩。7日为1个疗程。

爱心贴士

（1）进行适当的体力活动，加强体育锻炼，比如仰卧屈腿、深蹲起立、骑自行车等都能加强腹部的运动，促进胃肠蠕动，有助于促进排便。

（2）注意饮食结构，多吃蔬菜、水果、谷物、植物籽、果仁等营养均衡的食物。

（3）加强体育锻炼。

第二节 保健的足部按摩疗法

一、消除疲劳

疲劳是一种生理现象，常常在剧烈运动、长时间工作或体力劳动后、睡眠不足时，以及思想压力大、精神紧张时出现。以注意力不集中、打不起精神、全身疲乏无力、肌肉酸痛、没有食欲等为特征。如果较长时间（6个月以上）的疲乏无力和活动后疲劳加重，并兼有头晕头沉、记忆力减退、思维不集中、失眠、全身发热、食欲缺乏等，则是慢性疲劳综合征的临床表现。

【按摩手法】

（1）被按摩者取用仰卧位，放松身体，伸直双腿。按摩者先以手掌握住双足，将其搓热（图5-7），再以拇指和示指螺旋形逐一揉摩每一根足趾，揉到足尖时拔一下（图5-8）。

（2）按摩者以拇指放在足后跟中央位置，然后由后足跟推至足趾根部（图5-9）。

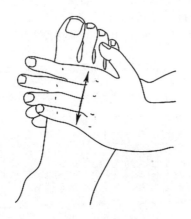

图 5-7　温暖足部

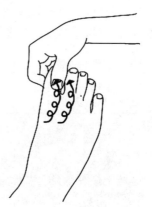

图 5-8　揉摩足趾

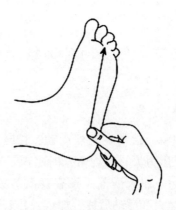

图 5-9　推按足底

爱心贴士

（1）多参加体育锻炼，是保健养生的最好方法，特别能促进睡眠，精神振奋，消除疲劳。

（2）在体育锻炼前后摄取一定的营养品，不仅能延缓疲劳的出现，减轻疲劳的程度，而且还能加快疲劳的消除。

二、缓解压力

现代人生活节奏快，各方面的压力使精神经常处于一种紧张高亢的状态，长此以往会导致人们心理失常、神经与内分泌功能紊乱，诱发头晕耳鸣、情绪烦躁、失眠健忘、血压增高等不适。

医学专家认为，心理精神压力会逼迫身体产生各种应激反应，分泌出大量的有毒化学物质，并溶入血液循环之中。随着压力持续、长久地蔓延，这些有毒物质对体内诸多重要脏器与组织都会形成不同程度的损害。

【有效反射区】

脑垂体、甲状腺、颈项、肾上腺、肾、腹股沟、颈椎、上身淋巴结、下身淋巴结、胸部淋巴结反射区（图5-10）。

【按摩手法】

（1）被按摩者取用仰卧位，放松身体，伸直双腿。按摩者以示指向足趾方向刮压胸部淋巴结反射区。

（2）按摩者以拇指指腹轻轻按揉上身淋巴结反射区3分钟。

（3）按摩者以示指中节叩压肾反射区3分钟，逐次加力。

（4）按摩者以拇指指腹按揉甲状腺反射区3分钟，用力均匀。

（5）按摩者以拇指指腹按揉脑垂体反射区，力度要大。

（6）颈项、肾上腺反射区可以采用按、揉、推、压等手法，重点改善大脑、神经、内分泌的功能。腹股沟、下身等淋巴结反射区，施行刮、掐、推等手法。

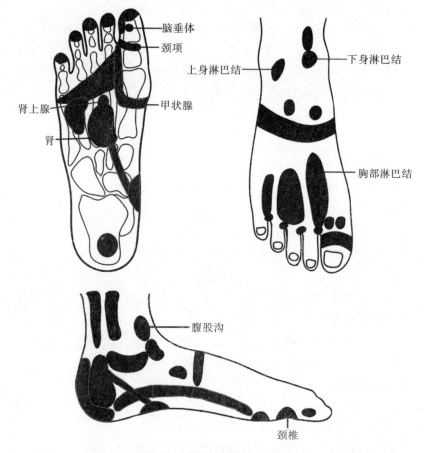

脑垂体
颈项
上身淋巴结
下身淋巴结
肾上腺
甲状腺
肾
胸部淋巴结

腹股沟

颈椎

图 5-10　缓解压力足部穴位

爱心贴士

（1）坚持锻炼身体，拥有健康的体魄。

（2）保证睡眠，注意休息。

（3）保持心情舒畅，减少忧虑情绪。